蔣維喬 著

蒲團子 編訂

因是子靜坐法四種

心一堂

書名：因是子靜坐法四種
作者：蔣維喬
編訂：蒲團子
責任編輯：陳劍聰

出版：心一堂有限公司
地址／門市：香港九龍尖沙咀東麼地道六十三號好時中心LG 六十一室
電話號碼：+852-6715-0840
網址：www.sunyata.cc
電郵：sunyatabook@gmail.com
網上書店：http://book.sunyata.cc
網上論壇：http://bbs.sunyata.cc/

版次：二零一三年二月二版
平裝

定價：港幣　一百二十八元正
人民幣　一百零八元正
新台幣　四百九十八元正

國際書號：ISBN 978-988-8058-60-0

香港及海外發行：利源書報社
地址：香港新界大埔汀麗路36號中華商務印刷大廈地下
電話號碼：+852-2381-8251
傳真號碼：+852-2397-1519

台灣發行：秀威資訊科技股份有限公司
地址：台灣台北市內湖區瑞光路七十六巷六十五號一樓
電話號碼：+886-2-2796-3638
傳真號碼：+886-2-2796-1377
網路書店：www.govbooks.com.tw
www.bodbooks.com.tw
經銷：易可數位行銷股份有限公司
地址：新北市新店區中正路542之3號4樓
電話號碼：+886-2-8219-1500
傳真號碼：+886-2-8219-3383
網址：http://ecorebooks.pixnet.net/blog

中國大陸發行・零售：心一堂書店
深圳地址：中國深圳羅湖立新路六號東門博雅負一層零零八號
電話號碼：+86-755-8222-4934
北京地址：中國北京東城區雍和宮大街四十號
心一店淘寶網：http://sunyatacc.taobao.com

學理重研究不重崇拜
功夫尚實踐不尚空談
思想要積極不要消極
精神圖自立不圖依賴
能力宜團結不宜分散
事業貴創造不貴模仿
幸福講生前不講死後
信仰憑實驗不憑經典
住世是長存不是速朽
出世在超脫不在皈依
存眞書齋

善的十條眞義

學理重研究不重崇拜
功夫尚實踐不尚空談
思想要積極不要消極
精神圖自立不圖依賴
能力宜團結不宜分散
事業貴創造不貴模仿
幸福講生前不講死後
信仰憑實驗不憑經典
住世是長存不是速朽
出世在超脫不在皈依

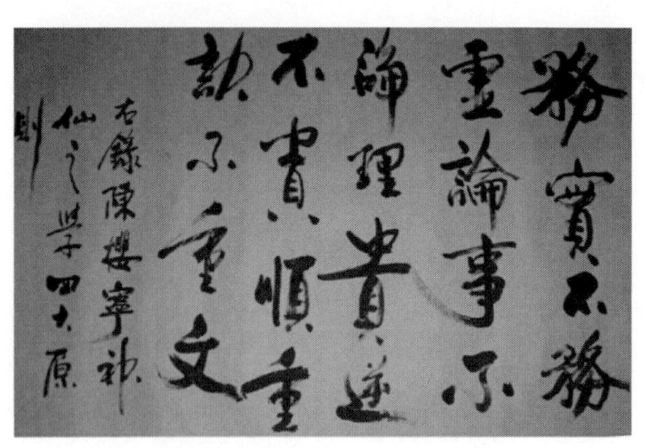

神仙學術四大原則

務實不務虛
論事不論理
貴逆不貴順
重訣不重文

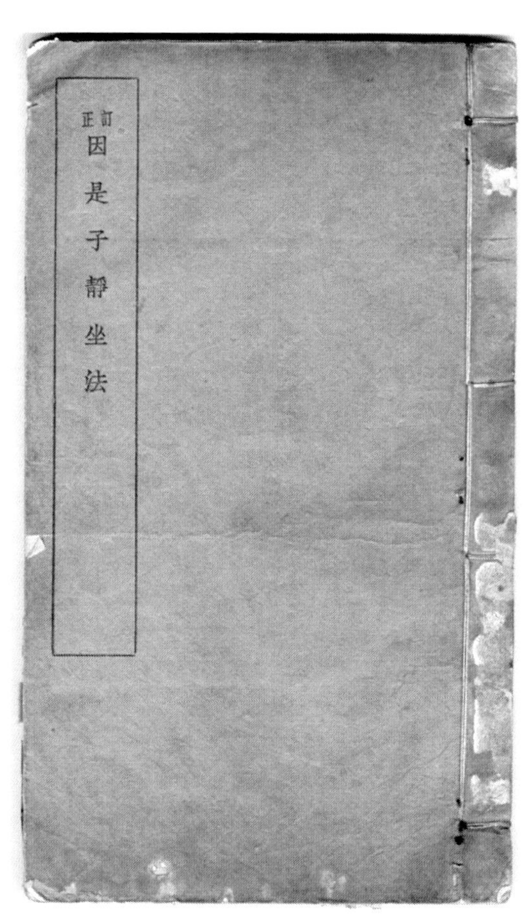

訂正因是子靜坐法書影

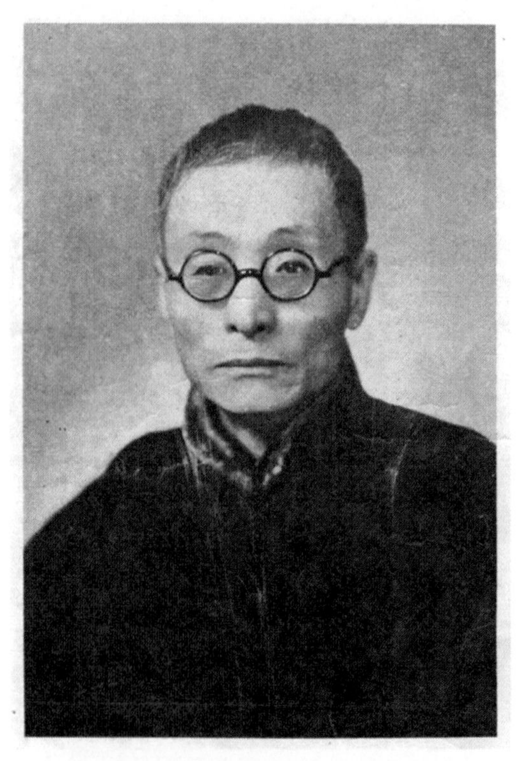

訂正因是子靜坐法作者像

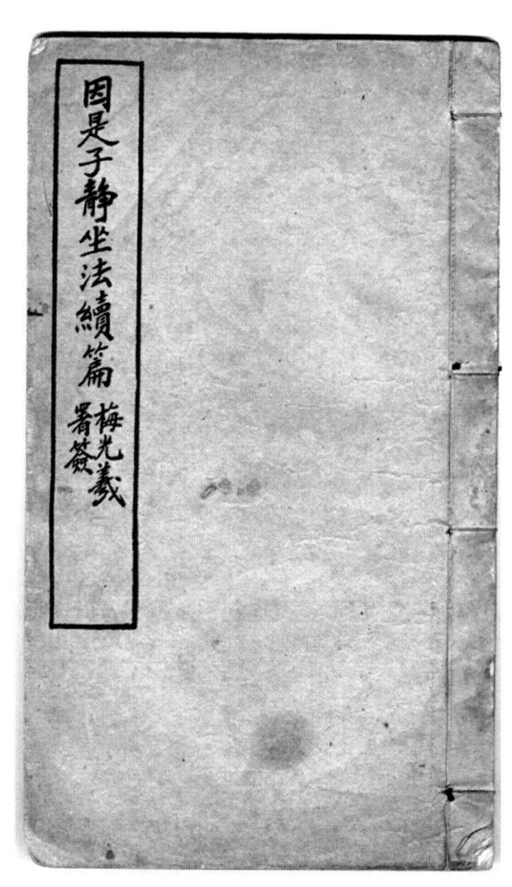

因是子靜坐法續編書影

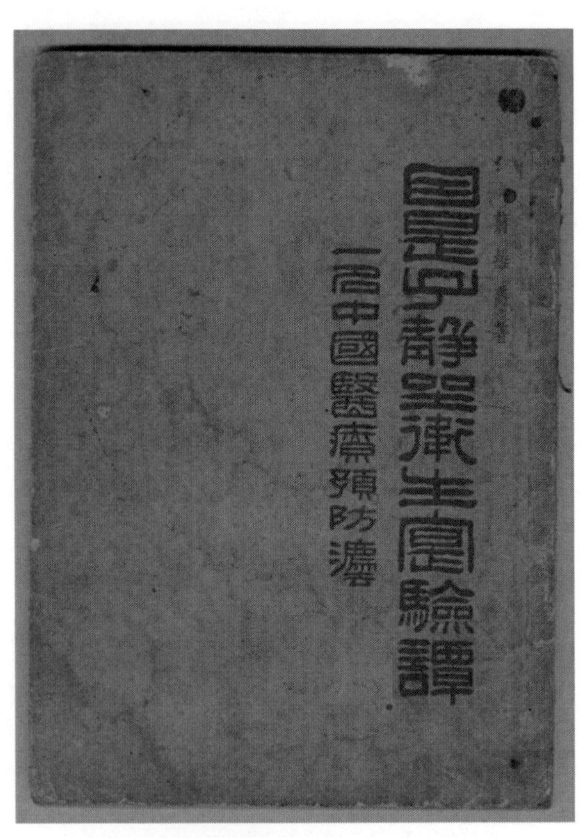

因是子靜坐衛生實驗談書影一

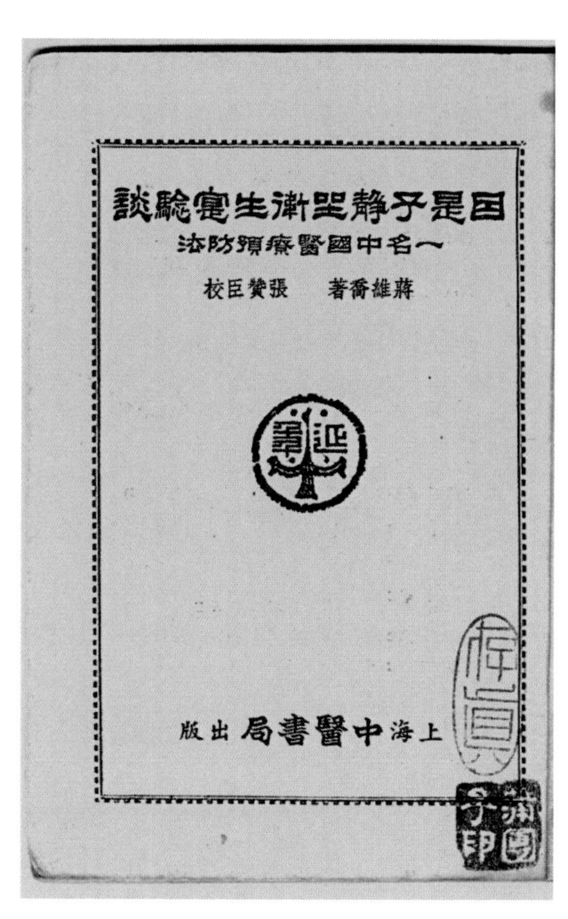

因是子靜坐衛生實驗談書影二

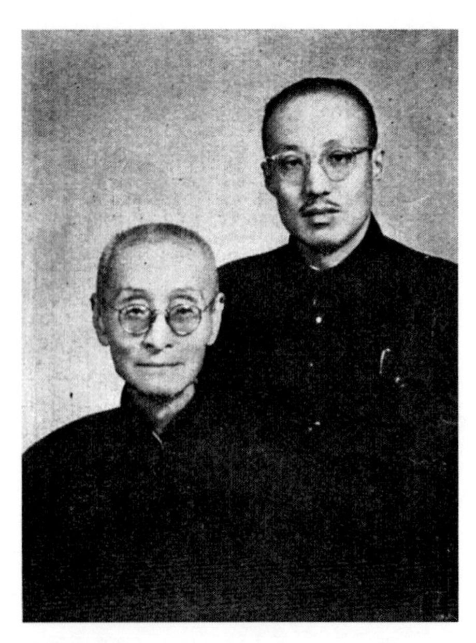

因是子靜坐衛生實驗談

作者蔣維喬與校訂者張贊臣像

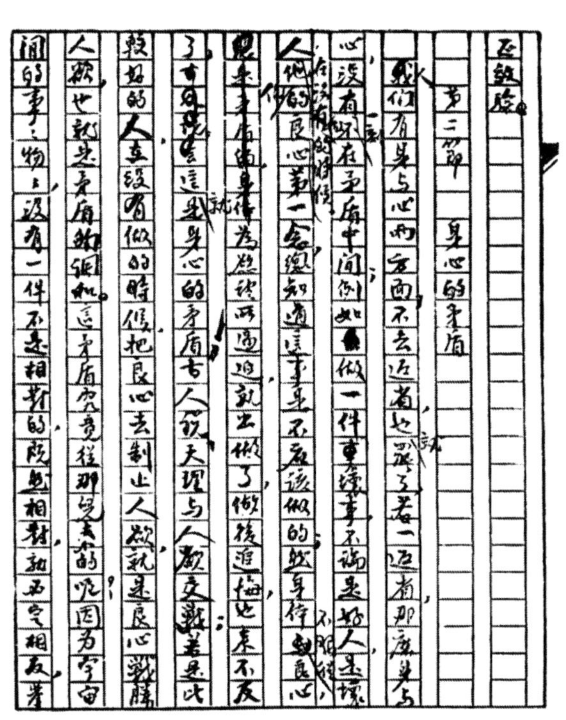

影縮稿原談驗實生衛坐靜子是因

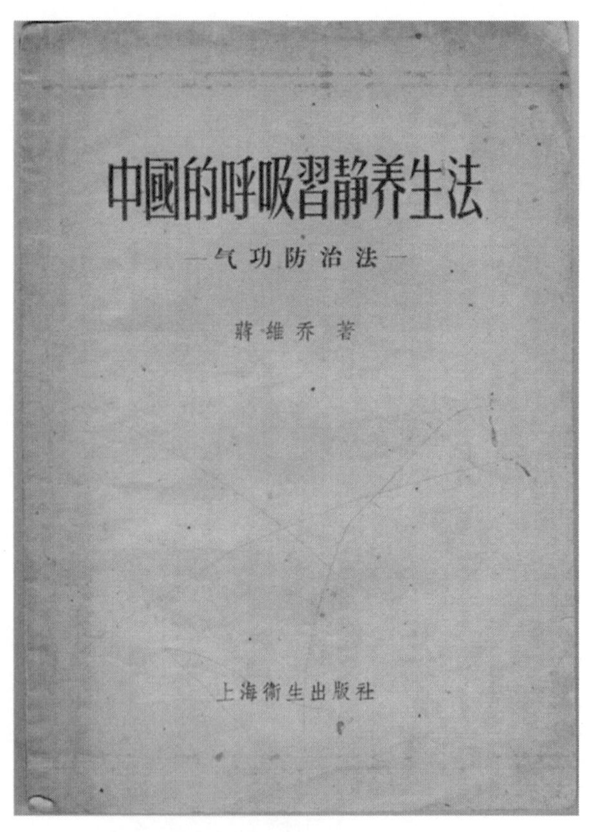

中國的呼吸習靜養生法書影

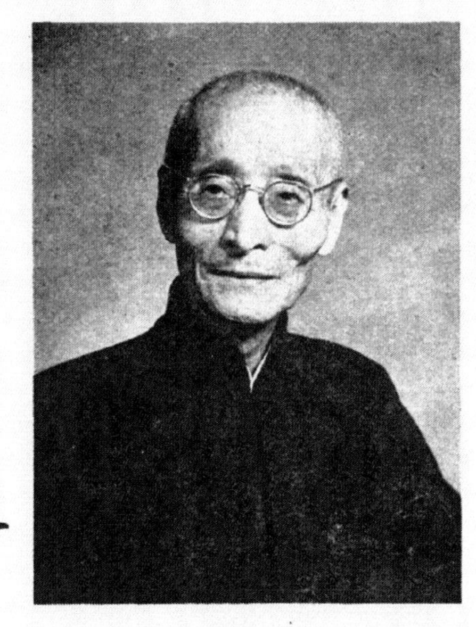

中國的呼吸習靜養生法作者像

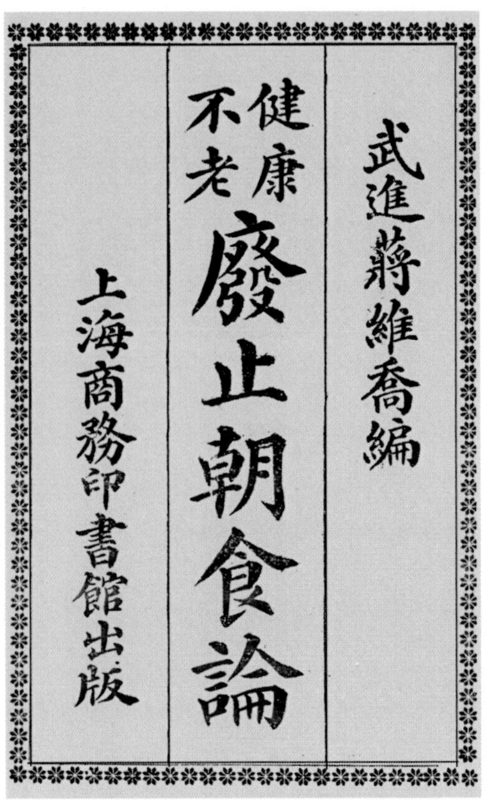
武進蔣維喬編

健康不老 廢止朝食論

上海商務印書館出版

健康不老廢止朝食論書影

存眞書齋仙道經典文庫緣起

仙道學術，淵遠流長，自軒皇崆峒問道，至今已歷數千年。然歷代仙道大家之經典著述，由於時代之變遷，或埋於館藏，或收於藏海，或佚於民間，或存於方家，若欲覓之，誠為不易。故對一些孤本要典進行重新編校整理，以免其失落，實屬必要。存眞書齋仙道經典文庫之編輯，卽由此而起。

存眞書齋仙道經典文庫之整理計劃始於二零零四年，雖已歷五年，然由於諸多原因，公開出版頗費周折，文庫之第一種道言五種僅以自印本保存，流通之願難以得償。香港心一堂出版社社長陳劍聰先生，雅好道學，嘗以傳播中華固有之傳統文化為己任。在得知存眞書齋仙道經典文庫出版之困難後，遂致電於愚，願將文庫公開出版，以廣流通。善莫大焉。

存眞書齋仙道經典文庫之整理出版，意在保留仙道文化之優秀資料，故而其所入选者，以歷代具有代表性的仙道典籍或瀕於失傳之佳作为主，内容皆須合乎正統仙道之原則，不涉邪偽。凡不合乎於此者，縱為珍本，亦不在整理之列。

本文庫之整理出版，得到了胡海牙老師的大力支持，及存眞書齋諸同仁的通力協助，在此謹致以衷心的謝意。另外，還要特別感謝心一堂出版社陳劍聰先生對文庫出版所提供的方便，及張莉瓊女士、王磊龍靈老弟、劉坤明先生為文庫的整理、出版所付出的努力與關心。

願文庫之出版，能為仙道文化資料之保存小有裨益，則愚等之願遂矣。

己丑夏日蒲團子於存眞書齋

編輯大意

一　因是子靜坐法四種係存眞書齋仙道經典文庫第六種，收錄因是子蔣維喬先生靜坐法著作四種，曰訂正因是子靜坐法，曰因是子靜坐法續編，曰因是子靜坐衛生實驗談（一名中國醫療預防法），曰中國的呼吸習靜養生法（氣功防治法）。另附錄蔣先生有關靜坐與養生之著作二種，曰健康不老廢止朝食論，曰談談氣功治療法。

二　蔣維喬先生，字竹莊，自號因是子，江蘇武進（今常州）人。生於一八七三年，卒於一九五八年。被稱為近代著名的教育家、哲學家、佛學家、養生家。據其自述，其自幼多病，身體消瘦，並患夢遺、頭暈、腰酸、目眩、耳鳴、盜汗等。十七歲時，因讀醫方集解中所附道家養生方法，遂事靜坐，果見效，後病時坐，健時輟。二十二歲患胃擴張，食管發炎，二十八歲時又罹肺結核，遂拋除雜務，專心靜坐八十五天，病體得以康復，以後除偶患外症須醫療外，終年不生他病。三十一歲到上海後，將哲學、生理學、心理學、衛生學諸書與自己所習靜坐功夫相印證，頗多領悟，乃以科學的方法，說明靜坐之原理，掃除古養生書中之陰陽五行、鉛汞坎離等說，於一九一四年（是年四十二歲）著成因是子靜坐法一書。是書自印行以來，多次重版，印數達數萬册，風行海內外。隨着讀者之日衆，質詢函之日多，又因其後來受佛學之影響，遂依據童蒙止觀與釋禪波羅密次第法門而著因是子靜坐法續編一書，於一九二二年出版印行。一九五四年，蔣維喬先生又根據自己多年的修習經驗，對前二書進行了補充，著因是子靜坐衛生實驗談一書。一九五五年，又受友人之托，為普通大衆計，著中國的呼吸習靜養生法一書。因是子靜坐法四種，即此四書。

三　因是子靜坐法於民國三年（即公元一九一四年）由商務印書館初版印行。本次整理所採用版本，為民國二十二年（即公元一九三三年）三月國難後第一版、民國二十八年（即公元一九三九年）九月國難後第五版（按現在的通行說法，當為一九三三年國難後第一版，一九三九年第五次印刷），書名曰訂正因是子靜坐法。根據內容來看，應是對一九一四年之初版進行了增訂，並附靜坐法問答選錄於書末。

四　因是子靜坐法續編，於民國十一年（即公元一九二二年）三月由商務印書館初版印行。本次整理所採用的版本為民國二十二年（即公元一九三三年）三月國難後第一版、民國二十五年（即公元一九三六年）國難後第四版（按現在通行說法，當為一九三三年國難後第一版，一九三六年第四次印刷）。

五　因是子靜坐衛生實驗談，一名中國醫療預防法，由謝利恒先生之學生張贊臣先生校訂，於一九五四年十二月由上海中醫書局初版印行，本次整理所採用版本即為是版。又有資料稱此書初版由香港出版，是否香港與上海同時出版，或是香港重刊上海之初版，待考。然本書版權頁明示「一九五四年十二月初版」，而出版者、發行者則為「上海中醫書局」。

六　中國的呼吸習靜養生法，一名氣功防治法，於一九五六年九月由上海衛生出版社出版。本次整理所採用版本為上海衛生出版社一九五六年九月第一版，一九五八年二月第六次印刷。

七　篇末所附二種，一為健康不老廢止朝食論，於民國四年（即公元一九一五年）六月由商務印書館初版。本次整理所採用的版本為商務印書館民國八年（即公元一九一九年）

六月六版；一為談談氣功治療法，係蔣維喬先生於首都中醫研究院所報告的講稿，原載於中醫雜誌一九五六年第十號。

八　團初識蔣維喬先生所倡之因是子靜坐法，在二十年前，當時因編書者衹择取其實行部分，而未錄其原理内容，故未睹全豹，並且因此亦未重視此種方法及蔣先生之著述。後因偶然機緣，購得蔣先生因是子靜坐法及因是子靜坐法續編原版，仔細閱讀，受益頗多。客觀地說，蔣先生的著作，不能算完全的仙學修煉或道家養生書籍，然無論學仙修道之士，或是普通民眾，身體健康為最重要者，而蔣著在此方面，則大有益於世人。恰此時，有不少朋友因意欲養生，從他人處學得靜坐方法，知愚亦喜好此道，故與愚研究其優劣與否。這些朋友的目的很簡單，就是想健康。而他們所得到的靜坐法門，以愚一己之見，均有弊端。友人遂托愚代為推薦。愚向推崇師爺陳攖寧先生之神經衰弱靜功療養法問答一書中所述之方法，然此方法被一些友人認為雖簡單而實行起來頗覺無着落。故愚遂有整理蔣先生諸著作之舉。

九　讀者須知，蔣先生所著諸書，多來自其自身之實驗，故其雖有明確之方法可供參考，然蔣先生更於書中多次提到「自然」二字，故讀者實行書中之方法時，亦應根據自身情況而自然為之，不可執著。另，蔣先生之著作，理論部分頗為重要，故愚建議，讀者諸君應對因是子靜坐法四種全書仔細認真閱讀數遍後，再根據自己之喜好，選擇相應的方法，實行靜坐。愚整理前人著作，多不願在書前評論，亦鮮有推薦之舉，多聽讀者自己選擇，然是書對人體養生頗為有益，故多饒舌幾句。

十　本書之出版，得到了龍靈先生、張莉瓊女士的支持，在此謹致以衷心的謝意。並感謝心一堂出版社對此書出版的支持與幫助。

庚寅年端午日蒲團子於存真書齋

目錄

訂正因是子靜坐法

因是子

因是子靜坐法續編

因是子

因是子靜坐衛生實驗談（一名中国医疗预防法）

蔣維喬

中國的呼吸習靜養生法（氣功防治法）

蔣維喬

附一　健康不老廢止朝食論

蔣維喬

附二　談談氣功治療法

蔣維喬

因是子　著

訂正因是子靜坐法

訂正敘文

靜坐法，即古之所謂內功也。古者養生之術，本有外功、內功二者。醫術之藥餌鍼砭，治於已病；養生之外功內功，治於未病者也。自後世失其傳，習外功者多椎魯而無學；而內功又專為方士所用，附會陰陽五行、坎離鉛汞諸說，其術遂涉於神秘，為搢紳先生所不道。夫世間事物，苟能積日力以研究之，必有眞理存乎其間，本無神秘之可言。所謂神秘者，皆吾人為智識所限，又不肯加以研究，人人神秘之，我亦神秘之耳。

余自幼多病，屢瀕於死，弱冠以前，即研究是術。庚子之歲，乃實行之，以迄於今，未嘗間斷，蓋十八年矣。不特痼疾竟瘳，而精神日益健康。久欲以科學的方法，說明是術之效用，顧以未肯自信，操筆輒止。非敢自秘，將有待也。

近聞日本岡田虎二郎、藤田靈齋，均倡導靜坐法，其徒皆有數萬人。岡田之徒，著岡田式靜坐法；藤田自著息心調和法、身心强健秘訣二書，風行一時，重板皆數十次。余取而讀之，則慨然曰：「是吾國固有之術也！岡田、藤田之書，平實說理，不為神秘之談耳。唯其說能本乎科哲諸學，乃異於吾國古書所云。余於是乃不能自已矣。」間嘗默察吾國民之根性，凡一切學術，以及百工技藝，苟有超絕恒蹊者，往往自視為秘法，私諸一己，不肯示人，以為公同研究。自古至今，卓絕之藝術，坐是而不傳者，蓋亦夥矣。東鄰之民則不然，得吾一術，必公同研究之，其結果且遠勝於我，我方且轉而取法之矣。如吾國之外功，其麤者為八段錦，精者為拳藝。然以自秘之故，不肯公同研究，卒至習者無學，學者又莫之能習。迨明季有陳元贇其人者，流亡至日本，以是術傳福野七郎左衛門等，彼國人起而研究之，至今蔚成柔術，而我國之拳藝如故也。內功，其麤者為可卻病，精者乃可成道。然亦以自秘之故，不肯公同研究，卒至流為怪誕，趨入異端。今日本人得其術，加以研究，創為靜坐法。彼國人自大學講師、學生、軍人、老、幼、男、婦，多起而傚法之。且學校有以之加入課程，大學學生更有聯合為靜坐會者。嘻！何其盛歟！而我國人則何如也。夫非以自秘之故而失其傳耶！亦可慨矣。

余之為是書，一掃向者怪異之談，而以心理的、生理的說明之。凡書中之言，皆實驗所得，於正呼吸法，亦兼採岡田之說。至於精之成道，則屏而不言。以余尚未深造，不敢以空言欺人也。抑吾國之民性，至今日浮動甚矣，一事當前，多不能體察其理，為盲從，為被動，一鬨之市，有初鮮終。民性如此，國幾不國矣。以靜坐之術救之，其諸為扁盧之良藥歟！吾將以是書卜之也。

民國六年冬月因是子識

原理篇

人類之根本

老子之言曰：「夫物芸芸，各復歸其根。」此言萬物之各有根本也。相彼草木，由胚而芽，由芽而幹、枝、莖、葉，暢茂條達，小者尋丈，大者干霄。問其何以致此？孰不曰根本之深固乎！蓋草木之根本敷暢，斯能吸收土中之養料，以運行於幹、枝、莖、葉，而遂其生成，此人人所能知也。然則人類之生，幾萬億年，發達至今，自其大者觀之，亦萬物之一耳。既有生命，必有根本，無可疑也。草木之根本，人人能知之能道之，人類之根本何在，則知之者鮮矣。雖然，不難知也。物之生，其始皆為細胞，人由女子之卵細胞，與男子之精細胞，結合而成胎，猶草木之胚也。胎在母體中，其初生也，一端為胎兒，一端為胞衣，而中間聯以臍帶；孕育十月，至脱胎以後，而臍帶方落。以此推之，可知人類胎生之始，必始於臍，臍卽為其根本。培養草木之根本，則以肥料溉壅之；培養人生之根本，當以心意之作用溉壅之。靜坐者，卽使吾心意得行其灌溉之時也。

全身之重心

人生之根本在臍，吾卽言之矣。古之有道之士，蓋早知之，故有修養丹田之法。丹田者，亦名氣海，在臍下腹部是也。顧吾之為是書，意在發揮平素之心得，以論理的記述之，絕不願參以道家鉛汞之說，故不取向者丹田之名稱，而名之曰重心。物理學之公例，凡物重心定則安，重心偏則傾。百尺之塔，凌雲之閣，巍然獨峙而不欹者曷故？曰：唯循重心之公例故。悲哉！世俗之人，不知反求其根本，而安定其重心，終日營營，神明憧擾，致心性失其和平，官骸不能從令，疾病災厄，於焉乘之，殊可憫已。

靜坐之法，淺言之，乃凝集吾之心意，注於重心之一點，使之安定。行持既久，由勉强幾於自然，於是全身細胞，悉皆聽命，煩惱不生，悅懌無量。儒家之主靜，老氏之抱一，佛家之禪觀，命名各異，究其實，罔非求重心之安定而已。

靜坐與生理的關係

人體之構造，複雜精妙，實有不可思議者。今日科學雖發達，於此學尚祇窺其途徑，未能造其極也。請就生理學上言之：吾人全體機關之最大作用，首在生活。卽攝取體外之滋養質，供給於體內各機關，排洩體內之廢料於體外而已，是名新陳代謝。新陳代謝之作用，無一息停止，司其樞紐者，厥唯循環器。循環器，包括心臟、脈管、淋巴腺而言，所以運行血液於全身，循環不已者也。心臟有四房，為發血器官；脈管有動脈、有靜脈；淋巴腺遍布全身，與靜脈並行，一面吸收營養物，輸送於動脈管，一面攝取老廢物，達於靜脈管。血液之循環，全恃呼吸。呼出炭酸氣，吸進養氣，使靜脈中紫血變為紅血輸入動脈。此循環約二十四秒時，全體一周，一晝夜三千六百周。吾人呼吸次數，一晝夜二萬餘次，所吸清氣，共三百八十餘方尺；每人體中血液，平均以二升五合計，所澄之血，有一萬五千餘斤。如此偉大之工作，吾人初不自覺也。運行之速如此。若呼吸合法，血液無阻滯，則身體健康；一有阻滯，則各機關受其病。各機關或有損傷，亦能使血液阻滯而生病。

血液停滯，百病遂生，其原因有種種：一，呼吸不合法，不能盡吸養吐炭之功用；二，常人全身血量，半儲於腹部，腹力不緊，恒多鬱血，使他部失調；三，內臟器官，屬交感神經所管轄，不能直接達於大腦，在生理學上謂之不隨意筋，言其作用，雖在人之睡臥時全身靜止，亦不稍停，不能以人之心意左右之，故其阻滯而病，人每不及預防；四，心臟跳動時，於動脈之發血接近而有力，至靜脈管，則自頭部及四肢迴血入心，心臟跳動之力所及甚微，故亦易停滯。是故人身之血液，正猶社會之金融，利於流通。金融停滯，社會必起恐慌；血液停滯，人身必生疾病。然吾人每不及預防。衛生家祇能用清潔、運動、多得日光空氣等法，輔助其運行而已。唯靜坐之法，使重心安定於下部，宛如强固之中央政府，得以指揮各機關。呼吸因練習而調和。藉呼吸之功用，使橫隔膜上下動作，腹力緊湊，可逐出腹部之鬱血，使返心臟，復由心臟逼出鮮血，輸送全身。呼吸功深，增加內臟感覺，使不隨意筋亦能盡其作用，而心臟之跳動，亦自然循序而有力。如是血液循環，十分優良（詳後經驗篇），新陳代謝作用圓滿，即不致生病。偶有疾病，亦能預先知之，使之不久復元。治病於未發之先，較諸已病而汲汲求治者，其效不可同日而語也。

靜坐與心理的關係

人身有肉體與精神兩方面，而其不可思議處，多在精神方面，此宗教及哲學所由起也。持極端唯物論者，則謂吾人心意之作用，不過有生以來經驗之跡象，印於腦中者，恒隨肉體以俱盡，殆不承認有精神界；持極端唯心論者反之，謂世界一切，皆由心造，無心則無物：是皆陷於一偏之見。

究之心身兩方面，不可偏廢，而心意尤能影響於肉體。概而論之，其例實多：愧恥内蘊則顏為之赤，沈愁終夜則髮為之白，此精神之影響於形體一也； 愉快時則五官之所見所聞皆美，悲哀時則否，此精神之影響於形體二也； 快感起時，則食慾增進，不快之時則食慾減少，此精神之影響於腸胃也； 忿怒嫉妬等不正感情起時，能使血液及各部組織中發生毒素，此精神之影響於血液也。 至若催眠術之利用暗示，使被術者執熾熱之火箸，而告之曰「不熱」，執者卽不覺其苦，並肌膚不少變者，其例又不勝枚舉也。 精神之能左右肉體，從可知矣。

世人不知此義，心戰於內，物誘於外，全體精神，既妄想顛倒，涣散而不統一，不能宰制肉體，於是肉體則狥種種嗜好，戕賊其生機。 心與形日離，遂生百病，甚且夭折，比比然也。 靜坐者能萃全身精神而統於一，天君泰然，百體從令，自然體氣和平，卻病延年。 一者何？ 卽重心之謂也。

重心即身心一致之根本

重心於生理方面，能使血液運行優良； 在心理方面，能使精神統一： 是知身之重心，卽心之重心，不能有所區別。 是故重心安，則身之健康，心之平和，同時併得； 重心不安，則身之健康，心之平和，同時胥失。 世人妄生分別，鍛鍊肉體者，忽於精神之修養，修養精神者，則又輕視夫肉體之鍛鍊，皆不察之過也。盍於身心一致之根本，加之意乎？

「靜」字之眞義

地球繞日以行，動而不息，吾人棲息於地球之上，亦隨地之動以為動。然則宇宙萬有，唯一「動」字可以概之，安所謂靜耶？故動靜之眞義，未可以常說解之。吾之所謂動者，乃吾人自己有所動作，反乎地球行動方向之謂；吾之所謂靜者，即吾人自己無有動作，合乎地球行動方向之謂。蓋地球之行動，吾人毫不能感覺者也。靜之至，斯能造乎毫不感覺之域，而與地之動一轍矣。

靜坐中安定重心之現象

重心之安定，前既言之，然靜坐時如何現象，不可不一述。

重心安定在臍下之腹部，其初藉調息之法（詳方法篇），俾全身血液運行之力，集中於茲。臍下腹部膨脹，富於韌性之彈力，是為重心安定之外形。至其內界，則體氣和平，無思無慮，心意寂然，注於一點，如皓月懸空，潔淨無滓，是為重心安定之內象。唯靜坐可以得之，其妙有不可言喻者。

形骸之我與精神之我

人身有肉體精神兩方面，故有形骸之我，與精神之我。常人牽於耳目口體之欲，祇知形骸之我，遂不見精神之我。重心擾亂，上浮於胸，全身機關，失於調節，輕則罹病，重則死，死時氣必逆壅，卽重心上塞也。從事修養者，肉體與精神固宜兼顧，然吾見世之體育家，鍛鍊筋肉，極其強固，一旦罹不測之病，莫之能禦，甚且成為廢人者有之。而禪師或哲學家，鍛鍊心意，能藉修養之作用，驅除病魔，雖軀體孱弱，而卒能壽及期頤者，往往而然。可知精神之我，其能力有遠過於形骸之我者矣。靜坐之法，使重心安定，可以合形神為一致，而實則能以神役形。每日按時行之，毋使間斷，亦可名之為精神體操。

方法篇

原理既明，宜詳方法。靜坐之方法，有兩大要件：一端整姿勢；二調節呼吸。此為入門之緊要關鍵，今依次說明之。

甲、姿勢

靜坐前後之注意

（一）備靜室一間，或即用臥室，開窗闔户，不使他人來擾。

（二）製軟厚之褥或墊，備久坐之用。

（三）入坐前解衣寬帶，使筋肉不受拘束。

（四）平直其身，脊骨不曲，端正就坐。

（五）靜坐畢，宜徐徐張眼，及舒放手足，切勿匆遽。

靜坐時之兩足

(一)盤足而坐，旣以左脛加於右脛之上，復以右脛互加於左脛之上。

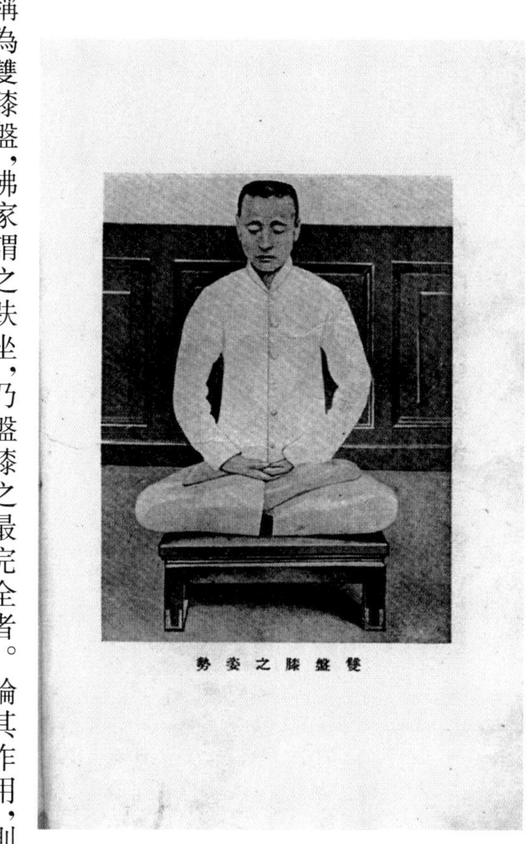

雙盤膝之姿勢

右式俗稱為雙膝盤，佛家謂之趺坐，乃盤膝之最完全者。論其作用，則如此姿勢，兩膝蓋必皆緊著於褥，全身筋肉，如弓之伸張，坐時自然端直，不致前後左右欹斜。然初學者不易仿效，年齡較長，學之更難，故不必勉强。

（二）盤時或以左脛加於右脛之上，或以右脛加於左脛之上，均可隨人之習慣。

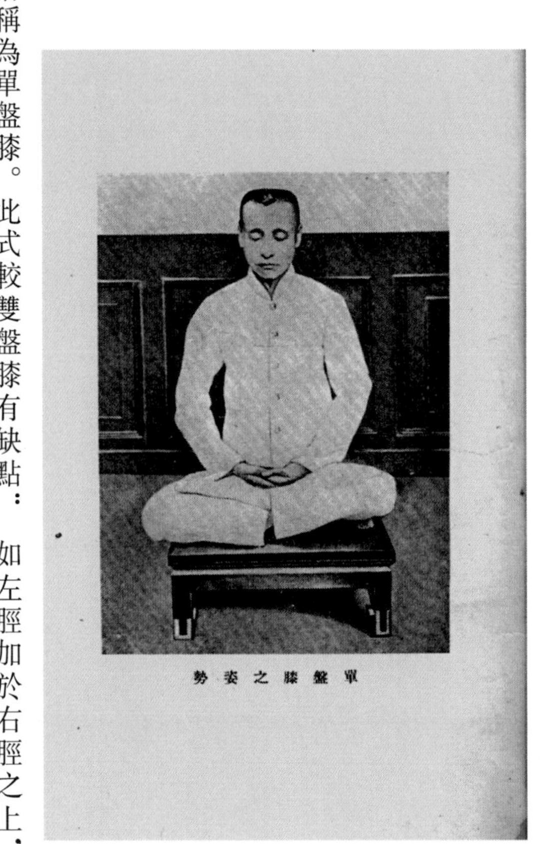

單盤膝之姿勢

右式俗稱為單盤膝。此式較雙盤膝有缺點：如左脛加於右脛之上，則左膝蓋必落空，不能緊著於褥，坐者身易向右傾斜；右脛加於左脛之上，則右膝蓋必落空，不能緊著於褥，坐時易向左傾斜。初學者不能雙盤，自以單盤膝為宜，唯須注意姿勢端直，身不傾斜，其功效一也。

（三）兩股交叉如三角形，股之外側，緊著於褥上，重心自然安定於臍下。（此指雙盤言之，若單盤，衹有一邊緊著於褥。）

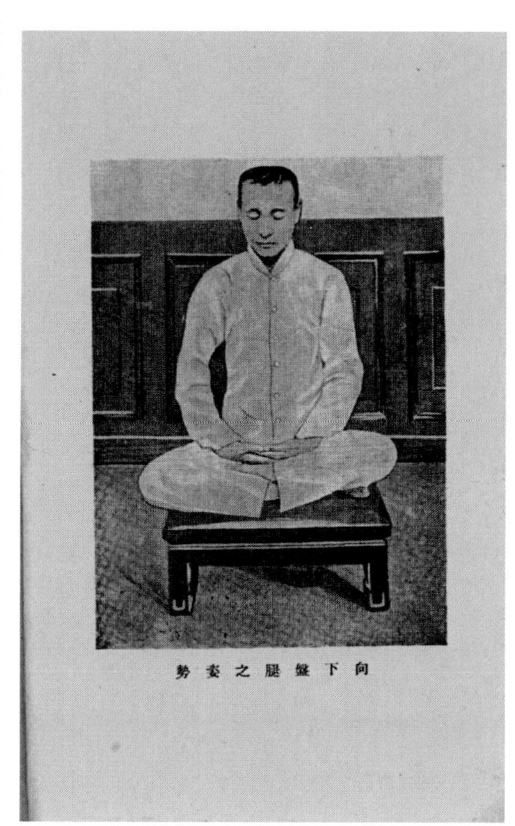
向下盤腿之姿勢

（四）初習盤足時，必覺麻木，可忍耐之，久則漸臻自然。

（五）麻木不能忍者，可上下交換其足；如再不能忍，則暫弛之，待麻木既去，再返坐。

（六）如能十分忍耐，任其極端麻木，則麻木之後，自然能恢復原狀。若經過此階級者，盤坐時卽永不再麻矣。

靜坐時之胸部、臀部、腹部

（一）胸部微向前俯，使心窩降下。心窩降下者，卽使橫隔膜弛緩也。胸內肺與胃之間，有橫隔膜，恰當外部兩肋間凹下處，稱為心窩。常人之重心，不能安定，其氣上浮於心窩。初學靜坐時，常覺胸膈閉塞不舒，卽心窩不能降下之證。必時時注意於下腹，使橫隔膜弛緩，心窩處輕浮而不著力，久之自能降下，而重心方得安定。

（二）臀部宜向後稍稍凸出，使脊骨不曲。脊骨之形，本三折如弓，在臀部處，略向外彎，故坐時臀部宜凸出。然不可有意用力外凸，循其自然之姿勢可也。

（三）腹之下部宜鎮定。鎮定下腹，卽所以安定重心，然亦非有意運力入腹，乃集中心意於下腹部也。宜先掃除他種雜念，而專注意一念於臍下一寸三分之地位，重心自然鎮定。

靜坐時之兩手

（一）兩手輕輕交握，貼於小腹之前，垂置小腿上。

（二）交握之法，以一手輕握他手四指，兩拇指結成交叉之形。

（三）或以左手握右手，右手握左手，均各隨意。

（四）兩手交握垂下處所，各隨人之肢體所宜，或在腹下，或在股上，不必一定。

（五）兩手下垂及交握之指尖，當悉任自然，不宜些須著力。

靜坐時之顏面、耳、目、口及呼吸

（一）頭頸正直，面宜向前。

（二）兩耳宜如不聞。

（三）眼宜輕閉。亦有主張兩眼微開者，此名垂簾，大抵坐時易於昏睡者，宜用此法。若不昏睡，以閉為宜，蓋閉則心靜也。

（四）口宜噤，舌抵上齶。舌抵上齶，亦是使筋肉團結之意。

（五）呼吸宜用鼻，不可開口。（詳後）

靜坐時之心境

（一）宜一切放下，勿起妄念。吾人之意識界，恰如舞臺，各個觀念，恰如優伶，倏起倏滅，時時隱現於舞臺中，無刹那之停止。故欲妄念之不起，極為難事。唯注意之一點愈明顯，則其他之觀念愈伏藏。故能注意於重心之一點，則妄念自漸漸消除。

（二）用返照法，使妄念自然不生。前言勿起妄念，然勿起云者，亦卽一妄念也。故莫如用返照法。返照法亦可謂內視術，常人兩目之所視，均注乎外物，罔有能返觀其內者。靜坐時閉合兩目，返觀吾之意識，先將妄念之起滅，頭緒理清，甲念起則返照之，不使攀援，則甲念空，乙念起，亦返照之，不使攀援，卽乙念空。正其本，清其源，久之則妄念自然不生。

初學靜坐者，往往有一種謬誤之見，恒云「未學靜坐，妄念反少；一學靜坐，妄念反多」，此實誤解。蓋吾人念念起伏，妄念本多，未習靜者，乃不自覺，及習靜後，始能覺之，此實自覺之第一步。由此用返照法，反覆練習，則妄念自漸漸減少，決不宜因妄念之多而自畫也。

（三）靜坐本可以消除疾病，增進健康，然此等要求愈病及健康之觀念，亦宜屏棄勿思。

(四)當純任自然,勿求速效,宜如一葉扁舟,泛乎中流,棄棹舍帆,任其所之。

(五)靜坐時兩目閉合,猶可不見外物,唯外界之音響,接於兩耳,心中卽生妄念,最難處置。故宜收視返聽,雖有音響,置諸不聞,練習旣久,能養成泰山崩於前而不動之概方可。

(六)靜坐者宜如宗教家,具有信仰之心,初習時往往反覺心中苦悶,必堅定不移,繼續行持,久乃大效。有效與否,全視信仰。

靜坐之時間

(一)靜坐之功候,到極深處,則應終日行、住、坐、卧念茲在茲方可。然初習時不可不規定時間,以早晨起床及晚間就寢前各坐一次為宜,否則每日至少必有一次靜坐。

(二)每次靜坐之時間,固愈長愈妙,然不必有意求長,當聽其自然,能坐至三十分鐘,日久繼續不斷,則其收效已不少矣。

(三)事繁之人,每次靜坐以四十分為宜,能延長至一時間更妙。

(四)時間不論早晚,皆宜。若每日衹能坐一次者,以早晨起床後為佳。

（五）每晚就寢前，能為十五分或二十分之短時間靜坐，頗有效。總之，以起床後之靜坐為主，就寢前之靜坐副之可也。

（六）早起先在床，撫摩上下腹，調整呼吸（法詳後），次通大小便，次盥嗽，然後靜坐。靜坐總以便後為宜，然因各人習慣不同，早晨或有不能大便者，則亦各從其習慣可矣。

乙、呼吸

呼吸與吾人生活機能，關係重大。一般人但知飲食所以維持生命，不飲不食，卽將餓死，初不知呼吸比飲食為尤要也。蓋飲食，必須金錢可易得之，而不用勞力，卽不能得金錢，故覺其可貴。若呼吸，則攝收大氣中之空氣，取之無盡，用之不竭，不必以勞力金錢得之，故不覺其可貴耳。然人若斷食，可至七日不死，若一旦閉其口鼻，不使呼吸，則不逾時卽死，是呼吸之於生命，比飲食重要之明證也。

今欲研究呼吸之方法，有兩種：一曰自然呼吸；一曰正呼吸。以下分別言之。

一、自然呼吸

一呼一吸，謂之一息。呼吸機關，外為鼻，內為肺。肺葉位於兩胸間，呼吸時，肺部張縮，有天然之軌則。常人之呼吸，多不能盡肺之張縮之量，俱用肺之上部，肺之下部幾完全不用，因此不能盡吐炭吸養之功用，致血液不潔，百疾叢生。此皆不合自然之呼吸也。

自然呼吸，亦名腹式呼吸，一呼一吸，皆必達於下腹之謂也。在吸息時，空氣入肺，充滿周遍，肺底舒張，抑壓橫隔膜，使之下降。斯時胸部空鬆，腹部外凸。又呼息時，腹部收縮，橫隔膜被推而上，上抵肺部，使肺底濁氣外散無餘。要之，呼吸作用，雖司於肺，而其伸縮，常依下腹及橫隔膜之運動，斯合乎自然大法，能使血液循環流暢。吾人不但於靜坐時須用此法，實則行、住、坐、卧宜常行之。今舉調節方法如下。

(一)呼息時，臍下腹部收縮，橫隔膜向上，胸部緊窄，肺底濁氣，可以擠出。

(二)吸息時，自鼻中徐入新空氣，充滿肺部，橫隔膜向下，腹部外凸。

(三)呼息吸息，均漸漸深長，達於下腹，腹力緊而充實。有人主張吸息送入下腹後，宜停若干秒者，此名停息，以余之實驗，初學者不宜。

(四)呼吸漸漸入細，出入極微，反復練習，久之自己不覺不知，宛如無呼吸之狀態。

（五）能達無呼吸之狀態，則無呼息，無吸息，雖有呼吸器，似無所用之，而氣息彷彿從全身毛孔出入，至此乃達調息之極功。然初學者，不可有意求之，須聽其自然，至要。

二、正呼吸

正呼吸亦名逆呼吸，其主張呼吸宜深宜細，宜達腹部，皆與自然呼吸同。唯呼吸時腹部之張縮完全相反，而其使橫隔膜上下運動，則目的相同。蓋因反乎自然呼吸，故名逆呼吸也。今舉其調節方法如下。

（一）呼息宜緩而長，臍下腹部膨脹，其結果腹力滿而堅。

（二）臍下氣滿，胸部空鬆，橫隔膜弛緩。

（三）吸息宜深而長，空氣滿胸，胸自膨脹，此時臍下腹部收縮。

（四）肺部氣滿下壓，腹部收縮上抵，斯時橫隔膜上下受壓逼，運動更靈敏。

（五）胸膨脹時，腹部雖縮而非空虛，無論呼氣吸氣，重心常安定臍下，使之充實方可。

（六）呼氣吸氣，宜極靜細，以靜坐時自己亦不聞其聲為合。古人有主張吸息宜比呼息加長者，今人則有主張呼息宜比吸息長者，以余之實驗，則呼吸以長短相等為宜。

由上觀之，可知無論自然呼吸與正呼吸，其目的皆在使橫隔膜運動。正呼吸者，乃用人功使腹部之張縮，逆乎自然，而使橫隔膜之弛張更甚、運動更易耳。因余靜坐入手時，不期而合乎正呼吸法，故余書中採用之。然自出版以來，學者習之，有宜有不宜，故知此法參用人功，非人人可學，不若自然呼吸之毫無流弊也。

呼吸之練習

無論自然呼吸與正呼吸，其練習有共同之點如下。

（一）盤膝端坐，與靜坐同一姿勢。

（二）先吸短息，漸次加長。

（三）呼吸之息，宜緩而細，靜而長，徐徐注入於下腹。

（四）呼吸必以鼻出入，不可用口。鼻為專司呼吸器官，鼻管內有毛，可以障蔽塵埃。若口則非呼吸器，若用以呼吸，則侵奪鼻之功用，必漸致鼻塞。且塵埃入口，易生疾病，故無論何時，口宜噤閉，不特靜坐為然也。

（五）呼吸練習漸純熟，漸次加長，以長至一呼一吸能占一分時間為最，然決不可勉强。

（六）練習靜細之呼吸，每日不論何時，皆可為之。

（七）靜坐時宜無思無慮，若注意於呼吸則心不能靜，故宜於靜坐之前後練習呼吸。

（八）靜坐之前後練習呼吸，可擇空氣新鮮處，以五分至十分為練習之時間。

心窩降下與呼吸之關係

前言姿勢，既述及心窩宜降下之理。雖然，呼吸時，於心窩之降下，更有重大之關係。蓋心窩若不能降下，則呼吸不能調節，靜坐之效，終不可得也。特再述之，以促學者之注意。

（一）初學者呼吸時必覺心窩處堅實，以致呼吸窒礙，不能調節，此卽橫隔膜未能上下運動之故，宜持以決心，不可退縮。

（二）覺呼吸窒礙時，切不可用力，宜純任自然，徐徐注意達於下腹。

（三）胸部宜一任其弛緩，使血液循環時不致壓迫心臟，則心窩自然降下。

（四）練習日久，似覺胸膈空鬆，呼吸靜細深長，一出一入，能直達於臍下重心，卽為心窩降下之明證。

丙、靜坐時腹內之震動

蒲團子按 「丙、」係我所加。

（一）靜坐日久，臍下腹部發現一種震動之現象，卽為腹力充實之證。

（二）震動之前十數日，必先覺臍下有一股熱力，往來動盪。

（三）熱力動盪既久，忽然發生一種震動，能使全身皆震，斯時不可驚駭，當一任其自然。

（四）震動之速度及震動之久暫，人各不同，皆起於自然，不可強求，亦不可遏抑。

（五）震動時宜以意（不可用力）引此動力，自尾閭（臀後脊骨下端盡處，名尾閭）循背脊上行，而達於頂，復透過頂，自顏面徐徐下降心窩，而達於臍下。（自尾閭上行至下降心窩，非一時之事，或距震動後數月，或經年，不定。閱者勿誤會。）久之則此動力，自能上下升降，並可以意運之於全身，洋溢四達，雖指甲毛髮之尖，亦能感之，斯時全體皆熱，愉快異常。

震動之理由，頗深奧難解，大率血液循環，其力集中於臍下，由集中之力而生動，由動生熱所致。然何以能循脊骨上行，自頂復下返於臍，實不易索解。而事實上，則余所親歷，確有可信。古人所謂開通三關者，卽指此。（尾閭為一關；腦後枕骨為二關，名玉枕關；鼻梁為三關，名鵲橋關。）

古人解此震動之理，其說頗多，茲引近理者，要不能繩以嚴格的科學，而固非無可取者。其言曰：胎兒在母體中，本不以鼻為呼吸，而其體中潛氣內轉，本循脊骨上升於頂，下降於臍，是名胎息。一自墮地後，此脈卽不通，而以鼻為呼吸矣。靜坐之久，能假此動力，仍返胎兒呼吸之路，卽回復胎息之始基。

經驗篇

幼年時代

余自幼多病，消瘦骨立，父母慮其不育。年十二，即犯手淫，久之，夢遺、頭暈、腰酸、目眩、耳鳴、夜間盜汗，百病環生。幼時愚昧，初不知致病之由。年十三四時，略知其故，然不甚明瞭，屢戒屢犯，又不敢以告人，唯日在病中而已。家居城之西隅，距城東不過二三里，偶因節日，偕兄弟遊於城東，中途輒足輭不能行，歸則一夜必盜汗六七次。幼年之狀況如此。

青年時代

年十五六後，病益多，加以怔忡、心悸、潮熱往來等病。猶憶十七歲之春，每日午後身熱，至翌晨天明退熱，綿延至十八歲之夏方愈。長日與病為緣，益覺支離，而頗知刻苦讀書。舊時習慣，讀書恒至更深不寐。久病之軀，以病為常事，以不病為變例，故雖病而讀書自若，於是體乃益弱，病乃益深。

靜坐之發端

當病盛時，亦百般求治療之法。而內地偏僻，祇有舊醫，所用者為湯藥，久而無效，亦厭棄之。余雖不以告人，而余先考則察知余病源所在，有時示以修養心性諸書，又示以醫方集解末卷所載道家大小周天之術，乃恍然大悟，稍稍習之，病良已。然無恒心，病作則懼，懼卽習，病已則怠，怠則忘之。然自此知保貴身體，不加戕賊。自十九歲後，諸病雖未嘗離身，而較諸幼年時代，反覺康强矣。

靜坐之繼續

年二十二娶妻以後，自以為軀體較健於昔，靜坐之術，卽委棄不復為，而又不知節欲，於是舊時諸疾俱作，加以飲食不節，浸成胃擴張病，食管發炎如熾，益以嘈雜，時時思食，食至口又厭不欲食。友人多勸余靜養，余猶以為無傷也，遲回不決。至己亥之春，仲兄岳莊，以患肺疾死。其明年庚子，余亦得咳嗽疾，未幾，卽咯血，服舊醫之湯藥，病轉劇，三月不愈，乃大懼，恐蹈亡兄覆轍。於是屏除藥物，隔絕妻孥，別居靜室，謝絕世事，一切不問不聞，而繼續其靜坐之功。時年二十八也。

靜坐之課程

初為靜坐時，自定課程：每晨三、四時即起，在床趺坐一二時。黎明，下床盥漱畢，納少許食物，即出門，向東，迎日緩緩而行，至城隅空曠處，呼吸清新空氣，七、八時歸家。早膳畢，在室中休息一二時，隨意觀老莊及佛氏之書。十時後，復入坐。十二時午膳。午後，在室中緩步。三時習七弦琴，以和悅心情，或出門散步。六時復入坐。七時晚膳。八時後，復在室中散步。九時，復入坐。十時後睡。如是日日習之，以為常，不少間斷。

初入手時之困難

當時以急欲愈病之故，行持過猛，每入坐，則妄念橫生，欲芟除之，而愈除愈甚。欲調息，則呼吸反覺不利，胸部堅實，如有物梗之。然深信此術有益，持以百折不回之志，絕不稍懈，而困憊益甚，幾至中輟。吾鄉父老中，亦有諳是術者，偶往謁之，自言其故，則曰：「汝誤矣，習此者以『自然』二字為要訣，行、住、坐、卧，須時時得自然之意，徒恃枯坐，勉強以求進，無益也。」於是大悟。凡入坐時，一任自然，或覺不適，則徐起緩步室中，俟身心調和，再入坐。如是者將及三閱月，而困難漸去，佳境漸來。

第一次之震動

自庚子三月初五日，始為靜坐，幾經困難，而按日為之不少懈。厥後漸近自然，精神日健。向之出外散步，未及一二里，即足輭不能行者，今則一舉足能行十餘里，曾不稍疲。每入坐後，覺臍下丹田，有一股熱力，往來動盪，頗異之。至五月二十九之夕，丹田中突然震動，雖趺坐如常，而身體為之動搖，幾不自持，覺此熱力，衝開尾閭，沿夾脊而上達於頂，大為驚異。如是者六日，震動漸止。屈計自三月初五日至此，僅八十五日耳。是為第一次之震動。此後每入坐，即覺此熱力自然上達於頂，循熟路而行，不復如初時之動搖。而舊時所患怔忡、心悸、腰酸、頭暈、耳鳴、目眩、咯血、咳嗽諸疾，均一朝盡瘳，唯胃擴張關於實質之病則未愈，而從此亦不加劇。

第二、三次之震動

庚子一年中，閉户靜坐，謝絕人事，常抱定三主義：曰禁欲以養精；禁多言以養氣；禁多視以養神。自為日記以課之。自三月至五月，為入手最困難之逆境。五月至六月，始見卻病之效。七月以後，功候純全，每入坐，輒能至三時之久，覺身心儼如太虛，一塵不滓，亦不見有我，其愉快如此。

辛丑以後，為生計所迫，不得不出而治事。而靜坐之術，不能如前此之終日程功，則改為每日早晚二次，至今以為常。迨壬寅之三月二十八日，晨起入坐，覺丹田熱力復震，一如庚子之五月。唯曩時之熱力衝擊尾閭，此則衝擊頭頂之後部，即道家所謂玉枕關也。連震三日，後頂骨為之酸痛。余此時毫不驚異，忽覺頂骨砉然若開，此熱力乃盤旋於頭頂。自是每入坐即如是，亦不復震。是為第二次之震動。是年十月初五之夕，丹田復震，熱力盤旋頭頂，直自顏面下至胸部，而入臍下，復歸丹田，震動即止。是為第三次之震動。自是每入坐後，此熱力即自後循夾脊而升至頂，由顏面下降而胸而入臍下，循環不已。如偶患感冒，覺身體不適，可以意引此熱力，布濩全身，洋溢四達，雖指尖毛髮，亦能感之，久之發汗，感冒即愈，從此舊疾永不復發。每與友人登山，輒行山路數十里，不稍倦。最有趣味者，壬寅年在江陰南菁講舍肄業，江陰與武進陸路距離九十里，暑假時與一友比賽遠足，早晨自江陰起行，午後四時抵武進，步行烈日之中，亦未嘗疲乏也。

二十餘年間之研究

余之研究靜坐術，始於十七歲時，最初亦不之深信，以怵於病而為之。及檢道家之書，則又滿紙陰陽五行、坎離鉛汞之說，頗嫌其難讀，故或作或輟，不為意也。及二十八歲時，以肺疾故，遂定為常課。然余素性事事喜實踐，亦以為靜坐者不過節嗇精神，不妄耗費，藉以卻病已耳。古人所謂「培養丹田，開通三關」之說，亦未之深信。及吾身經三次震動，果有其事，乃知世界眞理無窮，吾人智力所不能解者正多，古人之言，殆未可全以為妄也。

古人有內功之說，原為養生妙法，顧其詳細入手之法不傳。秦漢以後，方士創長生不死之說，始有服食、鍊丹等學派，其本旨亦與老氏之守靜、釋氏之禪定相同。惜乎不詳行持方法，遂使世人視此為秘術，賢者不屑道，愚者不之知，殊可慨歎。余懷此疑團，欲以至平常之文字公之於世也久矣。

自癸卯年來海上，至此書初出版時，余年四十有二，早晚二次靜坐，未或稍輟。十餘年間，除某歲間患外症或發痔疾外，一年之中，三百六十日不病者，固亦以為常矣。年來頗研究哲學、心理、生理、衛生諸書，與吾靜坐術相發明者頗多，乃知靜坐之術，在以人心之能力指揮形骸，催促血液之循環使不阻滯，為根本之原理（具詳原理篇）。而如余向者所為靜坐課程，每日向東迎日而行，彼時不過遵道書之說，取東方之生氣，吸太陽之精華，而實與衛生家所云多受日光空氣之理暗合。且日光可滅微菌，於治肺疾最效也。每日出外散步，當時亦不過因靜坐時兩腿麻木，使之舒展，而實與衛生家所云多運動亦暗合也。然則靜坐亦何奇秘之有哉！

陳摶隱居華山，寢處百餘日不起；達摩面壁九年，歷史所載，確有其事。而故老中總習是術，高年矍鑠者，亦往往見之。據道家所載，仙家以靜坐入手，脫胎換骨者，亦言之鑿鑿，區區靜坐之術，特不過最初步耳。然余卻病之效，固已如是，以此例彼，則道家長生不死之說，固有可憑，特余未造其境耳。所謂余喜實踐，凡未親歷之境，即不欲言，所言者皆語語記實也。

靜坐宜知「忘」字訣

余初為靜坐時，因求速效，所定課程，過於繁密，特為敘述余之經驗故及之。學者如欲致力，當以方法篇所言早晚二次為宜，不必效余初時之繁密，致反生困難也。至靜坐之宜得自然，最為緊要，余不憚反覆言之。欲得自然，而莫妙於「忘」字訣。如為求愈病而靜坐，而坐時須忘卻愈病之一念；　為增進健康而靜坐，而坐時須忘卻增進健康之一念。心與境忘，一切俱空，方合。　蓋靜坐之效，乃積漸而致身心之變化，若存愈病及健康之念，則心即不能和平，而效反不可覩。　余之初習時，即坐此病，不可不知也。

靜坐不可求速效

余習此術以愈病，友人多知之，頗有就而求斯術者。　然習而有成者千百中獲一二人耳。　其不成者，皆誤於求速效。　人第見余之獲效，而不審余之獲效者，即在不求速效，持之以恒耳，無他謬巧也。　學者初則甚勇猛，繼則以無效而中輟，且有疑余另有秘術不肯示人者，其結果大率如此。　不知靜坐者，修養身心之法也。　修養身心，與食物之營養同。　假如以食物能養人，欲求速效，一旦暴食，過飽傷胃，遂屏食物而不御，天下寧有是理？　必如旅行長途然，徐徐緩步，終有達到之日也。

震動與成效無關係

靜坐之久，體中有一種震動，前既言之。　然此震動之有無，與震動之遲速，各因人體質而不同。　或有因體中不震動，視為無成效，遂輟而勿為者；　或有見他人之得震動，而己則不得，而為之焦勞者：皆誤也。蓋人之體質，萬有不齊，靜坐後有數月即得震動者，有數年而得震動者，亦有靜坐數年，身心已得變化之效，而並不震動者，可知震動與成效無關係也。

靜坐與睡眠之關係

衛生家言：「恒人睡眠，每日以八小時為適宜。」又言：「夫婦同睡，各呼出體中炭酸，致空氣惡濁，且使無病者沾染有病者之毒菌，最非所宜。」研究靜坐者亦然。每晚九、十時宜入坐，十時後即睡，六時後再起坐，而尤以獨宿為最要。余庚子歲初習時，獨居禁欲者一年，收效最捷。自是迄今數十年，雖未能完全禁欲，然恒喜獨宿，則數十年如一日也。

靜坐與食物之關係

衛生家言「食物宜少，宜有定時，宜細嚼緩咽」，皆至言也。我國人素以多食為主義，故古詩有云「努力加餐飯」。今人見面，問人健康與否，輒曰「食飯幾碗」，意蓋以為多食則精力必充足也。殊不知食物過多，胃不能消化，勢必停滯而生病。為父母者，恒喜獎勵兒童快食，殊不知快食則不能細嚼，必使胃腸代齒牙之勞，終至胃腸過勞而受病，齒牙以少用而易齲。而食不以時，多食餅餌等雜物，使胃汁時時分泌，均為胃病之源。余自幼至長，喜多食快食而又不以時，致積久成胃擴張之病。自研究靜坐法後，始漸漸覺悟，及今力戒，每餐所食之物，已較曩者減去三分之二，早晨僅飲牛乳一盂，屏去朝食。從前多食，而中心時虞饑餓，今則少食，而並不虞饑餓，且精力反優於昔，可知向所謂饑餓，乃胃中習慣充塞食物，為一種反常之感覺，並非真餓。而食物宜少，宜細嚼緩嚥，使易於消化，為至當不易之理也。（有胃病者，宜參看余之廢止朝食論。）

附錄

因是先生

先生不知何許人也，亦不詳其姓氏。好道，不主故常，而唯其是之從，故自號曰「因是」云。性剛直，寡言笑，率性而行，不好隨俗，視富貴得喪，漠如也。生平無他嗜好，唯喜山水，以每歲春秋出遊，攜罌裹糧，徜徉山水間，竟日忘歸。登山輒造其巔，日行數十里以為常。將天下名山，必皆有先生之足跡焉。嘗傭書，自食其力，著述頗富。人或以是稱之，先生夷然曰：「古之作者，窮畢生之力，方著一書，今吾十餘年間，而著述之多已如是，是稗販之役也，奚作為？」恒閉户靜坐，窺見心性，或鼓琴自娛，第習數引，勿求精也。年老，厭棄世事，辭家入山，飄然長往，莫知其所終。

贊曰：觀先生之體貌，清癯枯瘠，常若病然，而實不病，其神全者耶。游戲人間，了無執著，而又勤於修德，篤於自守，不為放誕狂異之為，可謂有道之士矣。

詠懷五首

庚子歲，病瘵幾殆，慨然從事內學，靜中有得，寄懷於言。

宇宙有終極，山川屢改遷。墮落形氣中，忽忽三十年。我身何自始，茫昧誰與宣？我身何自終，杳渺去無邊。亦既有此身，形影聊比肩。外物紛相役，塵俗苦憂煎。飲食禍由起，妻孥愛所牽。嗟彼草與木，歸根棄華鮮。於人稱最靈，獨復不之然。水澄波浪平，雲淨孤月圓。俯仰悟物理，世事須臾捐。仙鄉不可必，且以樂吾天。

晨游城東隅，清景娛人志。疎林吐旭日，田禾有新穗。雞鳴墟落間，犬吠河梁次。鐘聲自南來，度橋尋古寺。曉露沾我衣，飄風適然至。時夏方溽暑，茲晨獨殊致。聊與滌炎熱，塵垢非所事。平旦有清明，誰解此中意。

晨游城西隅，曠然有所思。纍纍見荒冢，冢上草離離。小橋依斷岸，古井没殘碑。池魚躍水面，眾鳥鳴高枝。相彼泉下人，悲歡兩不知。吾身何勞勞，瞻顧靡所之。江湖風波惡，世途多險巇。達人貴知命，行樂會及時。相期千載後，寧復不如茲。

秋雁已南飛，寒蛩鳴唧唧。人生感華年，恍如晨霜疾。幸逃斧斤伐，全我散樗質。意遠與世偏，道邇遑敢逸。立身當自慊，守心期勿失。食既奚求飽，室隘堪容膝。閉户非著書，靜坐每終日。親朋偶相從，談笑復坦率。興至舉杯酒，時或調琴瑟。風吹籟自鳴，水過竹還密。造物本無心，斯人徒銜恤。

青青池中荷，韡韡離邊菊。泥塗不足滓，嚴霜不能覆。問彼胡為爾，心勁質自樸。舉世皆尚同，吾偏抱茲獨。無道尼山悲，歧路楊朱哭。毀譽紛宇宙，是非蒿凡目。榮固世所欣，辱亦世所恧。眞宰處其間，渺焉無盈縮。養此浩然氣，油油以實腹。明離守其陽，夜半天心復。浮白生虛室，吹律暖黍谷。四序雖改移，吾身何涼燠。遙遙古之人，努力念初服。

老友簡翁於富春江見懷寄贈然而吟一首

己巳元日，挈幼子通，自禹陵放舟，經富陽桐廬，越宿而抵嚴瀨，登降歷覽，遂烹鮮縱飲於臺上，醉而記念吾老友因是先生上年亦遊此，乘酒寫長句述平生交誼寄之。體近俳諧，名曰然而吟，冀博公懽娭嗢噱云爾。

昔吾與蔣侯，共學澄江邸。君長我四齡，軒軒抱逸氣。下筆輒萬言，譚時必歐米。然而胸腹間，饒有老莊意。我時弱冠餘，擿埴猶靡睇。橫舍六籍宏，根本窮搜曳。院課十廢九，置心浩茫際。然而我兩人，性情頗相契。從此捨以去，君辟新學系。著書導國民，萬本傳華裔。亦為名校師，房杜河汾萃。然而中淡然，猶著因是子。我時遭家難，痛妹復憐弟。三省大府符，壓我未致死。君時殊不平，慷慨任畫計。雷陳古所稱，中有交情史。從此我蟄居，旁皇以求志。浩歌出金石，羲皇到夢寐。然而造化權，往往匪夷思。時會逼吾人，忽充陽羨吏。如此十年間，溝渠蠶已治。邱墟亦已廬，林壑亦已侈。畫蛇雖添足，仕鄉固應爾。偶然念良友，邇來在何許？京華冠蓋中，三吳軺車裏。聲名本清華，地位亦崇美。然而君暇時，五嶽遍杖履。名山出著錄，貴盡洛陽紙。三藏十二部，佛學究根柢。四會與五時，說經不計次。如此作官人，世間知有幾。自從上年來，大局復變異。仲尼古聖人，可以已則已。從此臥滬濱，長為老居士。河山久契闊，音書況疏遞。王屋與太行，夸娥置兩地。方謂天各方，未必蒹葭涘。各懷名教樂，不在形迹比。然而事難料，風鶴催予起。一朝來海上，相見各狂喜。同喫覺林齋，同聽畹華戲。同坐清涼禪，同話圓教諦。每會皆燭跋，無日不訪至。此影在心上，過於少年味。茲來嚴瀨下，水波何清駛。羊裘人去遠，客星樓空峙。舉頭思古人，低頭念彼此。公昔遊此日，風日知何似？高情發幾許，嶺上到何止。雙不借疲乎？竹如意碎否？念與公生平，尚無詩一字。借此江山勝，寫吾胸中繫。上言出處懷，下言離合事。過去南菁院，未來淨樂寺。譬諸老子傳，夾敍韓非氏。寄公寓樓頭，博公一粲齒。老嫂及賢郎，諒亦來笑視。如此然而吟，莊諧雜作耳。比之元白交，今古尚可擬。樂天詩易解，又復差相類。

簡翁，即宜興儲南强，五十後號簡翁，與余澄上共學時，專閱書，不應課。詩中所言，蓋實錄也。君少無宦情，家難後，杜門讀書者數年，地方人破户而奉之以興學。辛亥光復，邑人又奉之為民政長，君逃滬不獲。曁就職，其行禮之大堂，即曩年對簿之所，亦一奇也。作宰數年，不樂，仍閒居。里人復舉之為議員，時蘇人之翹傑者，咸刱為自治之論，君乃次第整理其鄉，闢墟興市，沿溪築園，如是之類，不勝舉。遊者咸目為新宜興。其所標建之名稱，如臺曰中央臺，路曰中正路，樓曰建設樓，事在民國七、八年，而皆能預兆今日之政局，又一奇也。近方在山中，修善卷、庚桑兩洞，冀以展市政。功尚未成，而遊者已驚為偉大難能。嘗草兩洞述略數萬言，正在付印，得假而讀之，洵異境哉！五嶽遊事畢，當從君於罨畫溪頭，作耐久朋矣。君事行甚多，略誌其梗概如此。因是子記。

日本提倡靜坐法者岡田、藤田二派之比較

日本之提倡靜坐法者，流行一時，派別甚多，而最著名者為岡田虎二郎、藤田靈齋二

人，從遊之弟子亦最多。此二派之學說，介紹入於我國，俱有年所。岡田之書，即余所譯之岡田式靜坐法；藤田之書，即劉靈華所譯之身心調和法及身心強健秘訣是也。二家方法，於生理心理方面，均立於反對地位，今比較研究之。

生理方面之不同

(一)生理方面，岡田氏之方法，稍加人功；藤田氏之方法，則近乎自然。

(二)二家不同最顯著之點為呼吸，即岡田式之逆呼吸與藤田氏之自然呼吸也。逆呼吸於吸息時將腹部內縮，呼息時將腹部外凸；自然呼吸則於吸息時將腹部外凸，呼息時將腹部內縮。

(三)岡田氏於一呼一吸，鼻息出入中間，不主張停息；藤田氏則主張停息十數秒至數分鐘。

以余之經驗，比較二家之優劣，則逆呼吸之以人功使橫隔膜運動，比自然呼吸為優，然學之不得法，多有流弊；不如自然呼吸，學之無弊，結果亦能使橫隔膜運動也。

又呼吸出入之間，主張停息者，其目的在使吸入新空氣十分充滿，然學之不得法，亦有氣滯之弊，不如不停息為宜。

心理方面之不同

（一）岡田氏心理方面，主張無思無慮；藤田氏則主張堅持一種觀念。

（二）岡田氏之無思無慮，近乎空觀；藤田氏之堅持觀念，近乎有觀。

學靜坐者，最苦妄念紛紜，不能入靜，故必用一種方法，除此妄念。岡田氏之無思無慮，即欲將妄念掃除一空也，然學者每因掃除妄念而覺妄念愈多，無法下手；藤田氏之堅持一種觀念，乃是使無數妄念歸於一念，堅持此一念，而妄念自漸漸減少，以入無念。二者之目的，皆在入乎無念狀態，可謂相同，唯下手之方法異耳。此二法無優劣之可分，學者可各就性之所宜，或取空觀，或取有觀耳。

岡田虎二郎之死

岡田虎二郎於民國九年（日本大正九年）十月突然以急性尿毒症病死，僅四十九歲。當時不但日本國內學靜坐者對於靜坐咸起懷疑，我國之學靜坐者亦紛紛馳函於余，詢問岡田之死於靜坐有無關係。余素未識岡田，亦未悉其致死之由，乃函覆友人曰：「以余之臆度，岡田之死，或由於過勞，與靜坐無關。」蓋岡田自恃身體健康，終日在外奔走傳道，晨出暮歸，曾不少息也。後見日本報端有撫松庵主哀悼岡田之文，其言乃與余不謀而合，特節譯如下。

嗚呼！岡田氏逝矣！人生世間，如落花流水，有生者必有死，吾又何怪？然岡田氏其人身體康健，固於磐石，乃忽焉萎化，凡我友人，罔弗為之驚駭也。先生創特別之靜坐法，以修養身心，弟子雲集，歸依者數萬人，市內郊外，傳習靜坐之所，都十餘處，身受感化，由病弱而强壯者，以吾所知，殆指不勝屈。先生每日出外傳道，披星戴月，僕僕風塵，不辭辛苦，竟為同志之犧牲，是則先生之逝，蓋因於過勞耳。其人雖逝，其法猶存，奉其法者，當益加奮勉，先生雖逝，猶未逝也。

靜坐法問答選錄

自民國三年因是子靜坐法出版後，傳習者日多，通信質疑，絡繹不絕。茲將歷年來所積問答之重要者選錄於下。

浙江省立第一師範學校本科四年級生楊賢江

江此次來滬聽講，乘機訪在滬名人，質疑請益，得謁見蔣竹莊先生，詢問關於靜坐方法，爰記其談話如左。

江今年二十二歲，二年前傾向厭世思想，幾欲舉心身全部推翻之。懊喪無聊，咄嗟寡趣，可怖哉！此人生問題，至今猶覺惴惴。不知國中青年同罹此患者，有幾多人也。去年獲讀先生手著靜坐法，恍然大悟，知煩悶鬱伊，實大背人生樂趣。吾人所當為之事，正復無限，何可自暴自棄，不盡本務？而靜坐大足增長精神，專一心志。故於去年九月起，即實行之。今將十月，不敢自信，特來拜訪，有所質疑，幸請明示。

問　在學校內靜坐，苦無適當場所，乃就寢室床上作為靜坐處，摺氈作墊。晨間揭帳，夜間則垂，以同室者窺伺，有不便也。然空氣究屬不甚流通，未知有妨否？

答　能將空氣流通處，固好。然苟不能得，亦屬無妨。余昔者初習靜坐時，不知何為空氣，且緊閉窗牖也。

問　書中謂初次練習呼吸，胸部應覺是窒塞，又云橫隔膜當上下動作，然余均不覺。究竟呼吸能否獲效，余不敢知，先生更有以益我否？

答　不慣正呼吸者，初次練習，胸中必覺窒塞，橫隔膜亦不能上下動作。自覺之法，以能集力於下腹，為收效之證。又靜坐功候深者，其胸腹交界處，外皮之皺紋必深凹，呼氣時下腹突出，臍孔必向上，此卽橫隔膜上下動作之證。

問　余未靜坐前，久練習深呼吸，氣力亦能下注於腹，然初不自覺，豈已收效於無形歟？

答　然。有深呼吸之練習以為基礎，甚好。

問　靜坐日久，腹內震動，發生熱力，余尚未覺。唯身體則左右搖擺，此則靜坐數日後卽現。不知何故？

答　搖擺亦可為有效之證。唯靜坐成效，不必定須震動及發生熱力，工夫到後，此現象自然發現，非短時可致。

問　先生每次靜坐，是否必有一股熱力，迴環全身？

答　然。

問　靜坐前，余解衣寬帶，唯冬季重衣裹身，甚覺不便。靜坐後，在晨間則至戶外散步，練習呼吸，夜間則卽入睡。未知合理否？

答　如此亦可。冬季裹衣而坐，血液不能暢流，宜改正。余常全部解衣，披於身上，另以被裹下體，則甚安適，不受拘束。

問　靜坐前後，可作勞力事否？

答　無妨，但不可驟。如當勞力之後，先行緩步舒氣，然後入坐，坐畢，徐徐張眼，舒放手足。

問　眼當閉否？

答　眼閉則心靜。但在夜間，因日間勞倦思臥，則應微開其眼，免致昏睡。總之，靜坐以閉眼用內視法為是。

問　欲心境瑩澈，毫無渣滓，非初學所能。先生果達此境否？

答　此境不易達到。吾人之腦，思想積集，甚為複雜，念念相續，無有間斷。況現在日間事繁，休息後妄念更多耶。余入坐後，有時能有一分時間毫無思念，久則復起。唯有一法，當妄念起時，用返照法，看清其來源，不使甲觀念聯於乙觀念，再聯於丙觀念，如此妄念即空。又余在庚子年間，捨棄百事，一意靜坐，時間長至二三點鐘，曾有數次，能十餘分鐘全無念頭。

問　余以為，妄念之起，多由心性欠涵養工夫所致，道德高尚者不難臻此。且多想亦或為一種慣性作用，以終日營營不息，無片刻休，依力學上慣性之例，自難驟行阻止。未知先生以為然否？

答　以生理心理言，觀念終無息止之理，唯當存正念，除邪念耳。人身各部，作用不息，如血脈則日夜不停，腦筋在夜間雖休，迨一部休息，一部已覺醒時，即復起動作，於是有夢。至於日間，更不待言。有如舞臺，優伶出入，熱鬧非常，吾人宜如觀劇者，有頭有緒，不使紊淆就好。日本近來提倡靜坐者有二派，岡田虎二郎與藤田靈齋是也，各有門徒數萬，其勢甚盛。其論觀念作用，二者各不同：岡田派以無念為尚，念來則掃除之，近於佛家之坐禪；藤田派則先持一種公案，專意注之，使其他雜念不生，近於佛家之參話頭。然其掃除妄念之法，則旨同也。

問　余今實演靜坐之姿勢，先生視之，以為何如？

答　姿勢甚好，下腹尚未堅實，須再加練習。兩足置法，亦不甚自然。

繼而先生實演靜坐姿勢，露其下腹。摩之，如積氣之足球，不能壓入。知先生之功候已深。且先生能雙盤膝，謂此更能固定上體，不易傾圮，唯較難耳。先生又謂「日本近有靜坐三年一書（商務書館譯印），論姿勢甚詳，當胸部向後，腹部向前，臀部向後，成三折姿勢」云。

問　余之靜坐時間，每次不過三十分鐘，先生以為如何？

答　初學亦不必勉強。余於有事之日，上午自五時起，坐二小時，下午自九時入坐一小時，在日曜日，上午或坐至三小時。

問　余以為，靜坐與運動宜相並行，靜坐以得心之和平，運動以得體之壯健，未知當否？且余於未習靜坐前一周中，晨間必有五次練習徒手體操，二次練習徒步，今改為靜坐，手足之運動似乎不暢，必伸手弄足，然後快也。

答　如此最好。余在商務編譯所，下午四時以後，恒喜打網球，唯同事多半老大，不喜運動，每以約得同伴為難事。然吾人精神能主宰肉體，專務精神運動者，收效必久而巨；專務肉體運動者，收效未必完善。今人既不識精神之偉大作用，若再不運用身體，勢必更難補救。若精神運動十分完全，則肉體運動雖稍欠缺，亦無妨也。余去年至湘省考察教育，各校多邀余演說，余唯以靜坐法為演題。余見各校中多有用功學生，不喜運動，卒業時成病夫，甚至夭折者，此等學生，類皆好靜不好動之人，若強以肉體運動，決無興趣，不如以精神運動誘導之。而師範生更宜注意，以其擔負國民教育之重任。今日之兒童，皆未來之國民，而教育之者，即今日之師範生。師範生若無高尚之精神，不能養成善良之國民也。

問　先生此外有無意見為初學所應知者乎？

答　別無意見。所已知者，均告諸人。凡人心有所得，輒秘不示人，余頗反對之。余所著書，乃傾筐倒篋，悉以公世。本擬早日印行，恐信者少而中止。及觀日本近來此項書籍，出版甚多，乃促我實行，所幸得多數人歡迎，堪以自慰也。唯尚有一補助法，即於靜坐後，以左右手掌，交互撫摩頭、頸、胸、腹、背、四肢各處，及於全身，可以助血脈之流行。若無暇為肉體運動者，此可代之。

問　現在實行靜坐者多否？

答　甚多，大半為病而學，然無恒心者，多不奏效。若師範生來此問道者，則君為第一人耳。

南通省立第七中學學生繆金源

問　金源體質羸弱，自入學校，雖嘗勉事運動，然實非所嫻，久欲從事內心修養，而苦於無師。前歲五月，於書賈處驟得先生所著因是子靜坐法讀之，於心滋樂，慨然學之。唯苦在校無靜室，又乏時間，衹於晚間在床略坐而已。然興至則學，否則已；病作則學，痊則已。至今思之，未嘗不自嗤其無恒也。而於正呼吸法，尚常習之。昨歲秋，於學生雜誌中，讀先生與浙江師範學生楊君談話，始作而起曰：天涯有知己也。於是乃繼續實行靜坐法，至於今未嘗敢一夕輟。夫靜坐之道，有遠功，無近效，源之行此，尚未五閱月，自無成效可言。校中於每晚九時一刻擊寢鐘，源於九時半卽入坐，向能為雙盤膝，故尚無所苦。唯大抵坐一刻鐘卽止，虞其妨睡眠時間也。源之正呼吸法，向取則岡田，以岡田式吸氣時，可充滿胸間，合於生理，而仍可集力於下腹故也。坐時雜念未能屏除，約數秒時卽一至，幸尚無惡念耳。坐久，覺胸部、腰部均氣力充塞，是時卽不能延長再坐，不識何故？最可喜者，源宿癀疝疾，右腎囊偏墜，曩者必睡後方能上縮，今則每入坐少頃，腎囊亦能自上縮，一如睡時。意者靜坐之功，其力量可敵睡眠歟？源於先生所言熱力，固不想一時得到，但每日紛忙，夜間藉此略坐，定神靜氣，亦良佳耳。課暇特貢所得於左右，幸辱教其所不及，感激無涯。誨人無隱，倘亦先生之素志也。

答　手書論靜坐之經歷，至詳且悉。吾道不孤，抑何可喜。凡世界中之眞理，無論中外，必遭不知者之反對。然反對者決不足怪。眞理本未易明，苟能明之，則初時為反對者，其後必信仰之矣。且信仰恒因有反對而益堅。眞理愈辯愈明之公理，固如是也。足下慮靜坐時雜念未能屏除，數秒必一至，此實無妨。鄙見以為，既能覺其數秒時一至，則於念之頭緒已能理清，以後常用返照之法，觀此數秒一至之念從何而起，觀得眞切，則妄念本空，實無起處。如此，必更有進境。靜坐之極功，本勝於睡眠，功深者可數年不睡，然初學切不可强企，應聽其自然。蓋睡眠能使百體休息，而神則散於外；靜坐既能收休息之效，而神不外散也。足下能令腎囊上復，此卽筋肉收縮之效。

北京大學學生計照

問 照未冠時，嘗隨家君宦遊三晋，因得受業平陸張蓮塘先生之門。先生邃於宋學，兼善靜坐，教授之餘，輒命盤膝效之。照時方幼，童心未化，旋作旋輟，未獲大效。其後漸窺理學宗傳及明儒學案諸書，益知宋明儒者，率以此為入門之法。又嘗旁稽釋典，披閱道家之言，則佛氏之入定，道家之鍊丹，雖與吾儒之祈嚮不同，然其說理輒有暗契者。民國三年入都，得讀先生所著因是子靜坐法，以平易之言開示來學，向所謂奥秘之理，難得之訣，至是方渙然冰釋。時肄業匯文大學，與同學吉君，勉力實習者半載，彼此皆覺丹田發熱，暢美無比。繼入北京大學，獨習勿輟。前年秋，同學周君，亦嘗習為靜坐，不數月間，丹田發熱，繼乃身體搖動，不能自持，喜以語照。照曰：「此殆岡田氏靜坐書中所言者乎！」後不逾月，照亦於坐時搖動，或首向前後，或身向左右，如此數月，後乃漸已。去年暑假歸省，在家靜坐，覺腰間脊骨微有震動，後漸沿脊骨而上，今則至於項背之間矣。且其朕兆不特見於靜坐時也，去年在教室聽講時，神或凝集，則身體動搖；今則背上時有震動之狀，且其震動不獨於脊骨也，時或動於小腹，時或動於臂股，唯尊著所謂熱力衝頂而上，復由顏面而下，則尚未至耳。照形骸瘠瘦，向無他疾，年來殊覺精神發越，他人亦謂照弱於體而强於神，殆緣靜坐之功歟？同學何君，照勸之靜坐，已逾歲矣，苦修之功，實倍於照，然於以上功效，一無所見，而伊夙患怯病，今則良已，間有操勞，殊不覺疲。殆大著所謂不見震動已獲奇效者歟！今照已視此為安身立命之學，是以誘掖同志，屢購大著，以為贈遺。冀此道廣播宇內，以達體育之眞目的。顧照雖與人說法，言之不疲，而於晨夕靜坐，雜念猶未盡除，雖亦從事於數息諸法，並聆坐忘之論，然得至於空明澄澈之域，蓋不數數覯也。嘗讀朱子詩曰：「秋月照寒水。」呂新吾云：「定靜中境界，與六合一般大，裏面空空寂寂，無一個事物，纔向他索，般般足，樣樣有。」陰符經曰：「至靜之極，律曆所不能契。」竊意靜中妙境，或無逾此。先生為此已數十年，前之著作，特為常人說法，至於玄言妙諦，猶未肯舉以示人，恐招駭怪。照竊未甘以庸人自居，原拜門牆，執弟子禮，唯先生不棄其愚妄而辱教之，則幸甚。

答　足下於宋明理學既窺見入手方法，故於靜坐之功，能什百倍於他人，且更熱心傳播此道，尤為可敬可愛。熱力自頂而下，由顏面復回丹田，任其自然，必有達到之日，可勿勉强。貴同學何君之不見震動而獲效，亦係實事，蓋各人體質不同，震動與否，可勿論也。雜念未盡除，亦靜坐者之常事，唯能不為雜念所擾，了知雜念本來虛妄，乃為佳耳。蓋念之起在意根，根未拔除，決不能無念。吾人日間作事，外之六塵與內之六根互相接合，欲於入坐時即至空明澄澈之域，殆非易易。即鄙人練習數十年，而此空明澄澈之域，必日間事少時，及入坐經過一二小時之久，偶或得之，不能常也。來書欲聞玄言妙諦，鄙人喜實踐，不喜空言，目前所造之境，亦未至於顯示神通、駭怪世俗之地位，僅如吾書之所云云，唯較前更純熟而已。吾曹未能修出世法，僅隨順世間，以事修養，潛修不懈，以達人生之大目的，不為揠苗助長可也。

武進省立第五中學學生戚允中

問　自先生去歲駕臨敝校演講靜坐法，鄙人不勝敬慕，思勉力從事，唯入手之初，困難叢生，作焉輟焉，於茲數四，終無良法以解除之。先生於此經驗良深，乞示數行，則獲益多矣。其困難之處，條舉於下。

(一)坐未久而腰脊酸痛欲折，不能久坐。

(二)坐時雜念難治，不能久坐。

(三)坐時是否心思盡注射於下腹？

(四)坐時數息可否？

(五)晨興無暇靜坐，在寢前可否？

(六)何謂心窩下降？其現象如何？

答　(一)坐未久而腰脊酸痛欲折，乃因初坐未慣，或素有腰痛之病而然。若能一循自然，不加勉强，久後自無此患。

(二)雜念難治，不能久坐，可用數息法治之，使心思全依於息。

(三)坐時心思應注於下腹，唯初學不能一時驟幾，宜徐徐下注，由胸而下，漸達於腹。

(四)數息可治雜念，則坐時數息乃極方便之法。

(五)晨興無暇入坐，儘可於就寢前為之。唯終日勞動，至寢前就坐，必易昏睡，不若晨興之清明耳。

(六)心思能漸漸注入下腹，此時覺胸間空鬆，如無一物，即心窩下降之現象。若從外面觀之，亦可見胸骨下軟皮凹進，腹部凸出之狀。

廣東陸豐曾陸安

問　前年讀因是子靜坐法，其中所述少年經歷，半與愚同。愚彼時亦學韋鐵髯先生神功內運法，亦作輟無常，亦差幸老而益壯。及去年丙辰二月，乃決意照靜坐法實力遵行，至今已一年有半。初學定午前八時，月來則定午前四時、午後八時，增加一次，自二十五分以至五十分為率。修養雖年餘，且商務印書館出版修養諸書，如身心調和法等，閱之殆遍，茫無得力處。近唯守蘇子偈「視鼻端白」、身心調和法「以心內觀自腹」二語為練習準的。但覺時能掃除妄念，而不能除無念想之念。至於咽喉之路，時若閉塞，則近時看過身心調和法後方有之。因以丹田運氣，從脊骨上巔，而閉塞漸漸復開，此或豫期作用使之然歟？又最近時欲數息，而息之微細，至不復可數。其運力入腹時，丹田時熱時否，偶有時其力速及尾閭骨，並對腰穴，力之所至，亦時深時淺，而三摩地秘法所謂藏識、所謂小靈通者，終不可得而見。此皆急欲就正於有道，而求指迷津者也。間有稍呈異象，如息至極微時，通身之氣血似若於肌膚間，知其運動者然，而通身毛竅則時覺潤澤，而似汗非汗；又由丹田運力過背上巔時，而對臍之部時有熱氣，頸下脊骨一息一聲；又集力入腹時，身體亦時形搖動之意，似與靜坐三年所說相同，而愚則常强制之，而不使動也（余之動甚烈，而動法每次不同）。似此種種，拉雜書之，用質高深，希賜函覆，以定去從，實紉高誼。

答（一）能掃除妄念，不能除無念想之念，鄙人亦是如此，僅坐久後偶得一空明澄澈之境耳，不能常也。其實至能持無念想之念，已非易易，自非大澈大悟者，不能盡除也。

（二）咽喉之路，時若閉塞，至運氣從脊骨自頂而下，則漸漸復開，此則未開通第三關時，恒有此景象。三關通後，則自喉至胸腹，均十分寬暢，毫無閉塞矣。

（三）數息原是掃除雜念之一種方便，至雜念能除，本以不數為宜。微細至不復可數，不數可也。

（四）丹田時熱時否，運力時深時淺，均可聽之，不必求速效，久之自能增加熱力，一入坐即得之。至所謂藏識，所謂小靈通，此凡夫所不易見者，鄙人亦未見過，不敢以揣測之言答復也。

（五）息至極微，通身之氣血，似若於肌膚間，知其運動，又毛竅覺潤澤，此即近乎體呼吸，實妙境也。商務書館所刊身心强健秘訣中，言此頗詳。

（六）由丹田運力過背上巔時，對臍之部時有熱氣，乃當然之事。至所謂頸下脊骨一息一聲，鄙人亦未經過此境，或各人生理不同之故，似無大關係。

（七）集力入腹，身體時形動搖，切勿强制之，雖動搖甚烈，亦無妨，久之自能歸於靜止。

武進省立第五中學學戚允中

問　（一）寢前習練八段錦，然後入坐，可否？　唯晨起稍覺力疲，是否過於勞動所致？

（二）計自九點半鐘入坐，至十時就寢，明日五點半起身，計安寢不過七時，有妨衛生否？

（三）不能坐一時之久，約坐半時，卽要膂痛不可支，於是平臥片刻，同時摩撫下腹，可否？

（四）於上課時練習正呼吸，可否？

（五）靜坐與睡坐，孰為有益？　多坐少臥可否？

（六）溯自靜坐以來，未嘗一入夢境，此亦是效否？

答　（一）寢前習八段錦，然後入坐，頗合。晨起覺力疲者，或初習時則然，久則可免。

（二）青年人最好睡足八小時，有七時亦不致妨害衛生。鄙見若校中體操功課不間斷，則可以練八段錦之時間，補足睡眠。

（三）坐半時卽腰痛，不如用手掌搓至極熱，摩擦兩腰為宜。

（四）上課時練習正呼吸，亦不妨，唯不可妨及聽講，應注意。

（五）靜坐神斂於內，睡臥神散於外，論其原理，自以靜坐為有益，然須視功候深淺為斷。老僧入定，有能終年不睡者，初學則不宜。多坐固可，少臥則不可。學者在校肄業，若恐早晚無多坐之時間，則不妨於傍晚散課後入坐一次，星期日亦可多坐以補充之。

（六）靜坐後能無夢，此境頗不易得，乃大效也。

會通學社學生翁涵伯

問　涵伯素體懦弱，疾病叢生，延醫診治，終鮮效果。尋友人惠我修養書數冊，間有因是子靜坐法一書，其法簡單易行，且其理亦極明瞭。二月初旬卽實行，至五月卽覺精神爽適，舉動不倦，可知余體已進於健康，較之曩昔，判若二人。此種愉快之境，想必靜坐所賜也。顧僅六七旬而效果竟如此，殆人之體質各殊，有以致之乎？尚有數疑，希賜教之。敬列如左。

（一）涵伯素無夢遺一疾，自三月始靜坐，迄五月間，各病逐漸消滅，精神亦覺爽快，方以為病竟豁然，詎知六月中旬，夢遺忽作。此疾究如何發生？殆余體質不健全所致歟？抑宿疾尚未愈，因靜坐輾轉發生歟？涵伯無從索解。

（二）自二月初，開始練習靜坐，當時覺念慮橫來，迄今數月，似較昔略有進步，可一分鐘無思無慮，如入太虛之境，然有時幾不能自持，此身被念慮所擾，且精神亦感不快，終至廢弛，不能完全入靜境。

（三）每次靜坐三十分鐘時，足輒感麻木，至今日未能脫離，且較前益甚。

先生靜坐功候甚深，對於體育一道夙有心得，上陳各端，祈代為解釋，再示我以簡便之方法，則感激靡涯矣。

答　（一）所謂素無夢遺之病，因靜坐而發生者，決無此理。大概貴體素弱，精力不充，前此不見夢遺者，乃精衰之故，今因靜坐而精稍旺，乃滿而溢耳，斷非靜坐所致。此疾須澄清心境，不作色慾之想，方可絕其根。然苟不犯手淫之惡習，卽一時不絕根，於身體不大妨害。

（二）靜坐能有一分鐘無思無慮之境，是極好現象，當繼續行之不怠。果能持之以恒，卽可不為念慮所擾。整理雜念方法，莫如回光返照，照定妄念之來源，實無起處，便得無念。

（三）靜坐稍久，足必麻木，乃不能免之事。猶之初習體操，筋骨必酸痛也。解此困難有二法：㈠麻木至不能耐時，將兩脚緩緩放開，仍平坐而習靜，或竟不坐；㈡十分忍耐此麻木，漸至於無感覺，久後必復其原狀，毫無麻木。如此忍耐，經過數次，則以後即坐至一兩點鐘，亦不致麻木矣。

學生陳登甲、王近信

問　讀靜坐法，一時心頗傾慕，因無恒久力，雖試行之，時嘗間斷。嗣參究理學，旁及道家丹經、釋門禪坐等書，知跏坐為養生之要事，而悟道者亦賴於是。信仰之心，自此加厚。近半年來，雖不能行之獲益，而間斷之時較少，中間發見疑點，積之於心者，願就正焉，幸有以教之。

（一）左脚加右脚上，或右脚加左脚上，在尊著中以為無關緊要，他書謂必左加於右（見修習止觀坐禪法要禪坐三昧法），手亦然，或別有說乎？

（二）全跏坐者，臀部下墊物，宜稍加高否？

（三）坐在床上或地上，二者孰為適宜？

（四）有云重累手相對者，是卽所謂合十式否？

（五）胜居體之何部？（胃之受水穀，曰脘。臍上五寸為上脘；臍上四寸為中脘，卽胃之幕；臍上二寸當胃下口為下脘。）

（六）未開眼前，摩手令煖，以揜兩眼，然後開之。摩手用力，是否合宜？

（七）何謂按摩法？

（八）坐前後宜於院中行深呼吸否？

（九）於坐中口出唾液時，宜吐出，或宜嚥下？

（十）勉強久坐，是否有礙？

（十一）坐如不合法則，有危險否？（有云因坐嘔血者，吳柳仙天仙證論危險篇。）**蒲團子**

按 吳柳仙，當為伍柳仙宗。

（十二）坐後或坐中，有時氣下洩，或上行作噎，是何現象？

（十三）坐中以意領氣，使遍周身。有時領不起來，有時卽領起亦不能送至某部，如不能過膝至足是，此屬生理關係，抑屬心理關係？

（十四）領氣周身後，卽覺全身散而無力，不欲續坐，何故？

（十五）坐時則心止丹田，非坐時則心止足下，可否？（見坐禪法要治病第九。）

（十六）有病時則安心止病處，能治病否？（常言能忘病為治病之一法，似與此相反。）

（十七）六氣十二息之法若何？ 可用否？

（十八）調息宜單行否？（指尋常練習調息言。）

（十九）飯後靜坐宜否？（見白沙全集。）

（二十）坐中如無一點提氣時，則覺心房之鼓動與周身血脈之鼓動相應，是好現象否？

（二十一）靜坐與拳術，能否並行練習？

（二十二）練習靜坐時，食量宜稍減否？

（二十三）有言靜坐為消極的，易流於枯寂厭世，非少年人所宜練習，信否？

（二十四）坐中丹田發熱極微，何故？

（二十五）內工主側身卧，外工主仰身卧，卧與呼吸極有關係，二者孰為適宜？

答　（一）左脚加右脚，或右脚加左脚上，在宗教家有一定規則，以生理上考之，決無關緊要。

（二）無論全跏坐半跏坐，臀部下墊物均可稍高，以臀不受壓為度。

（三）床上離地較高，可免溼氣，似以坐在床上為宜。 但地上鋪木板者亦不妨。

(四)合十式，乃指僧家兩掌相合作禮也。靜坐時不作此式。

(五)胃之内腔為膣，卽所謂胃脘也。

(六)摩手令煖，以揜兩眼，未嘗不可。唯靜坐之後，摩手時宜緩緩用力，不可太過。

(七)用手撫摩身體，使血脈流通，以愈疾病，謂之按摩法。我國昔時有此醫術，今尚見之。日本頗流行，女學校中有採作教科者。

(八)坐前後於院中深行呼吸，頗宜。

(九)坐時口生津液，乃極好之事，宜嚥下。舊法本有用舌攪口中，使生津液，嘓嘓嚥下之說。

(十)勉强久坐，如能忍耐亦無礙，但不可過於勉强。

(十一)坐時若恒以「自然」二字為主，決無不合法之患，卽無憂危險。

(十二)坐後或坐時，氣下洩或上行者，乃氣血流通之徵，是好現象。

(十三)坐中以意領氣使遍全身，有時領不起者，是功候未到之故，氣足自能之。與生理、心理無甚關係，且不必强求。

(十四)領氣周身卽覺散而無力者，亦氣未足之徵。

(十五)坐時與非坐時均能心止丹田，最好。

（十六）有病時能忘病，最妙。觀藤田氏身心調和法、身心强健秘訣，可悟其理。（商務書館有出售。）

（十七）六氣者，一吹，二呼，三嘻，四呵，五噓，六呬。吹屬腎，呼屬脾，嘻屬三焦，呵屬心，噓屬肝，呬屬肺。靜坐時口中微念此六字之音，以袪各臟腑之濁氣也。十二息之用法，乃善用觀想，運作十二種鼻息，以治各病。鄙人於此卻未試過，具詳於小止觀一書中，若用之，均無不宜。

（十八）調息儘可單行。

（十九）飯後靜坐，須隔二十分或半小時方可。

（二十）坐中覺心房鼓動與周身血脈相應者，乃普通現象，蓋靜時方能聞之也。

（二十一）靜坐與拳術可以並行，唯靜坐方畢，宜稍稍緩步動作，方可習拳。習拳後亦宜緩步或稍休，方可入坐。

（二十二）多食最有害，無論靜坐與否，能減少食量皆佳。可參看拙著廢止朝食論。

（二十三）厭世與用世，在各人志趣如何。靜坐在精神方面為積極，精神為一切作事之根本，焉有消極之理？唯我國道書中，多有導人厭世之語，不可不辨。佛學流行東方，我國習之者，多出世思想，日本則用之以强國，亦是此理，全視用者趨向如何，於學說無與也。

(二十四)坐中丹田發熱極微，亦功候尚淺之故，久則自微而漸大。

(二十五)臥以側身為宜，且須以右脅向下，使心臟不受肺葉之壓迫。

直隸長垣寧祥瑞

問　祥體素孱弱，好疑多思，以致浮火上炎，耳鳴頭暈，心悸肉跳，百病環生。客歲十月下旬，偶得先生靜坐法一書，讀之終篇，不忍釋手，遂慨然效之。始則忽作忽已，今歲諸病如恒，自思年歲方富，前途正未有艾，似此病魔纏身，將何以崇德而廣業？因續行靜坐，永矢勿諼。古人云：「疑難處便質問。」謹將不明之點，條舉於下，想先生誨人不倦，當必有以教我也。

(一)靜坐時每覺心內急躁，愈強制則其勢愈甚，當用何法以治之？

(二)入坐半句鐘後，二足輒感麻木，再遲數分，則重不可移。如此繼續不絕，亦有害否？

(三)用單盤膝法，頗屬易易，但不知二足互易，亦有礙於靜坐否？

(四)所謂心窩，是否指心尖搏動之處？苟非了無塵滓，卽不能降下否？

（五）若以故外出，或有客來，不能靜坐，或以事繁，不能多坐，前此工夫卽胥化為烏有否？

（六）靜坐時上足不能貼於被褥，另以他物墊於臀部，可否？

（七）若以他故，致就寢太晚，翌晨仍六點起床，以靜坐代睡眠，可否？

答　（一）靜坐時覺心內急躁，不可强制，宜一切放下，當作我身已死看待，所謂置之死地而後生，可以借喻也。

（二）足部麻木，能忍耐之，則麻木之極，必仍回復原狀。若經過此級，以後卽無麻木之慮。如不能耐，則徐徐放開之，了無害處。

（三）單盤膝二足互易，宜輕宜緩，無礙於靜坐。

（四）所謂心窩，在身體外形，則當於兩脅骨下中央凹處，身內則為橫隔膜所在處。呼吸之氣漸漸深長，能達小腹，斯時橫隔膜能下降，卽心窩之下降也。

（五）靜坐之功夫，雖因他事間斷，以前者決不化為烏有，唯進步略遲耳。

（六）靜坐時臀部本應墊高二三寸，使外腎懸空，斯時上腿向下斜，亦可減輕麻木。

（七）就寢最好有定時，若太晚，翌晨以靜坐代睡眠，亦可。然坐時昏睡，則不必勉强，仍以假寐為宜。

北平高等師範學校數理部學生張緝

問　自讀大著靜坐法以來，未嘗不傾心向往。昨得光臨敝校講演，諦聽之餘，形神俱忘，勝讀十年書矣。茲有關於原理方法中質疑七條，敬列於左。

原理篇中言人生始於臍，故灌溉當自臍始。由是言之，靜坐時凝集心意注之於臍可也，何必注之臍下丹田乎？有謂人生始於鼻，故靜坐當注視鼻尖。是說與先生之論歧異，此可疑者一。

丹田名曰重心。既曰重心，必是一點可知。但此點宜居下腹何部，不可不定。或云由臍垂下之一寸五分處卽是，先生所云之位置，亦在此耶？此可疑者二。

靜坐固是存想丹田，然存想必用意志，用意志是生念矣，與勿起念之語稍異，抑存想之念單純，與他妄念有別乎？此可疑者三。

腹部呼吸時，不易鎮定。如鎮之於吸，必動之於呼，或鎮之於呼，必動之於吸，重心不易使之充實臍下，未知當用何法方可？此可疑者四。

收視內視，似有區別。收視者，想收住視力不用之謂；內視者，想仍用視力，不過與外有別之謂。書中言靜坐當收視返聽，又云用內視法以絕妄念，二者似不可得兼。或鄙見有誤乎？且絕妄時，甲念起返之甲，乙念起返之乙，是注意於甲念或乙念矣，而與專意存想丹田之理，似乎反對。有謂坐時眼宜視丹田部分，由內由外，則未論及。究不知其理當否？此可疑者五。

對於靜坐之關係各部者，先生論之詳矣，唯舌之位置，付之闕如。抑無何等之關係歟？或云：舌宜上抵牙根（舊稱如是之舌為天橋），蓋如此津液較多，更將是液緩嚥，以意引至丹田為止。先生坐時，是否用此工夫？此可疑者六。

呼吸時不可間斷，有謂宜間以休息者，是說不知然否？又吸氣時橫隔膜下壓，腹部必當膨脹；呼時橫隔膜上壓，腹部應當收縮：此氣體之公例也。然正呼吸則反此，不知何故？又云未起床時，且調整呼吸。但斯時空氣惡濁，有礙調息，能否於寢前時行之？且撫摩下腹，是否為呼吸正否之檢察？此可疑者七。

總此七疑，質諸左右，若能惠教一二，使茅塞乍開，則感無涯矣。

答（一）灌溉草木，亦當其根下施肥。注心意於臍下丹田，其理正同。就實際言，所謂集注心意時，丹田之範圍亦決非微小之一點，卽臍部亦包括及之。自來靜坐之術，本有兩派：一注視臍下丹田，一注視鼻尖。二者各有門户之見，各有理由，吾儕唯取其有益衛生耳。足下既從此法入手，似不必中途改變。

(二)丹田之說,出於古書; 重心之說,假用科學。古書或言臍下一寸五分,或云一寸三分,鄙人實驗之時,覺其範圍亦稍廣,並非一點。卽言一點,此點亦大。若必加以穿鑿,定為幾寸幾分,似非確實。且碩腹者與儉腹者之尺寸焉能從同? 故祇渾言臍下,不言尺寸。

(三)完全無念,吾人此時所不可能。存想者,無念之念也。來書所謂存想之念單純,與他妄念有別,其說甚是。

(四)所謂鎮定下腹者,乃以心意作用鎮定之,與腹皮之伸縮無關係。卽就腹皮之伸縮言,若能進於靜呼吸,則腹皮之動已至微細,殆不覺矣。(身心强健秘訣中言靜呼吸頗詳。)

(五)收視內視,誠有用不用之區別。拙著所云收視返聽,指不用時言; 內視則指用時言之。用內視法以絕妄念時,當將吾之精神提開,觀此等妄念之起伏,不可注意於念,妄念漸少,則精神自集中於丹田。請實地證之,自知其與存想丹田之理初無反對。蓋果能把持此存想,使之不亂,則妄念自然漸少,有時且至於無也。坐時眼視丹田部分,以內視為正當,然初學者或因閉目易於昏睡,則不妨微開其眼,兼由外視。(靜坐三年中曾論及。)

(六)舌之位置,照古書所說,宜抵上齶,並有用舌攪轉齶內齶外,使生津液漱嚥諸法。鄙人坐時,亦恒為之,唯與生理上究有何等重大關係,尚未能實指,故拙著中略之。

（七）呼吸時有主張中間不可間斷者（靜坐三年內詳之，拙著亦取此說），有主張中間宜稍停者（身心調和法及身心强健秘訣內詳之）。前者意在使氣流通無滯，後者意在使呼吸完足，二者各有理由，學者不妨自擇，亦不妨兼試。正呼吸所以反乎氣體公例者，在使初學易於下手，運動橫隔膜較易。若功候久而能進於靜呼吸，則此法可不用矣。未起床時，調整呼吸，此就鄙人經驗言之。蓋鄙人卧室祇有一人，且終年開窗揭帳而卧（到平後，雖不能洞開窗户，然苟非大風之夕，紙窗必捲起，帳門必揭開一邊），故室內空氣流通。若君等寄宿舍人多，則空氣混濁難免，寢前行之，亦自不妨。唯終日疲勞，寢前易於昏睡耳。鄙見不妨擇近窗之床榻空氣流通之處，則自以早晨精神爽健時行之為宜。又君等若能於每日放課後四五時頃，結合同志，為靜坐會，商諸校中，擇一僻靜之室行之，似更有益。撫摩腹部，不過助血液之運行，筋肉之活動，並非檢察呼吸正否也。

滕驥

問　驥亦一習靜坐者，讀公平日著作，可謂於藤田、岡田之外，別開生面矣。日昨又得友人介紹，聆公演說，尤為悦服。唯驥之功尚淺薄，對於此道，有一二懷疑處，不揣冒昧，特以函詢，條列於後。

（一）習靜坐者，是否有戒絕色慾及兼作外功（如體操八段錦是）之必要？

（二）公近年内之效驗如何？　每次震動後有無別種狀態？

（三）聞直隸樂亭縣有周老人者，亦習此道，每於坐後能令元神出舍，公知其人且信其事否？

答　（一）習靜坐者，若能完全戒絕色慾，則收效愈速，唯非一般人所能行。即僕者，久有戒絕之志願，而尚未實行，乃勉力從事節慾，兼作外功，使肉體强健更佳。僕則每晨恒習八段錦，有時亦作輟，蓋不免重内而輕外也。

（二）鄙人近來一入坐，即周身軟酥温熱，不復震動，蓋達體呼吸地步。震動乃初通三關之景象也。

（三）周老人之元神出舍，僕雖未見其人，而深信必有其事。如鄙人者，衹須謝絕人事，專修數年，必達此境。然鄙人於道家之術，特取其下半截，以為衛生之實用。至於仙術，則謂與其用全力學之，不如學佛。蓋仙術之元神出舍，修成者仍屬識神，不能超出三界輪迴，必如佛之修成正覺，乃能超出三界，不受輪轉。鄙人近所致力者在此，演講靜坐法，衹以為衛生為範圍者亦此意。

廣東河南育材書社學生杜漸

問　百病叢生，今歲春得讀尊著靜坐法，稍悉其理，仿行數月，獲益甚多，病亦漸愈。尤可喜者，漸善忘，自實習靜坐後，雖月餘往事，猶能追憶及之。意者殆緣靜坐之功歟？唯靜坐時，腰膂酸痛，不能久坐，兼之雜念頻興，雖數息不歇，然終不可除。易以他法治之，則尤甚焉。豈經歷未深，抑亦練習未善所致耶？又漸於未寢前，靜坐既罷，就蓐後覺腹部膨脹不安，移時乃止，此尤所未解。

答　（一）靜坐確能增長記憶力。腰膂酸痛以及雜念繁興，皆由習練未純熟之故。循乎自然，持之以恒，此患漸免。腰膂酸痛，於入坐前後，可用兩掌搓熱，在腰部向下撫摩。至治雜念之法，不外乎返觀。觀此念之所由起，令其漸少。空明澄澈之境，非經數年，不易達到也。

（二）腹部膨脹不安，或胃中本有病，或靜坐時呼吸用力，或心窩未能下降之故，決不為害。功夫稍久，即無此患。

北平高等師範學校靜坐法練習會諸師生

蒲團子按　此標題為我所加。

北平高等師範學校於民國六年冬，由陳哲甫先生組織靜坐法練習會，請蔣竹莊先生，逢水曜日蒞校指導。入會學生約五十人，師生歷次問答，錄入該校週報，附注姓名。答者即為蔣先生。

問　樂初行靜坐，雜念紛擾，既而稀，近則略，略可止，但須用力禁制，未能自然。當雜念由少入止之際，丹田熱氣頻作，且覺全身由上而下，有一種大力下注。斯二現象，於佇立止觀時，尤覺顯著。於此原理不明。又藤田靈齋所謂公案法，是否可以兼行？敬祈俯教。（趙明樂）

答　雜念不必用力禁止，最好於返照時觀其起伏處，而中斷其攀援。參看郭君清和、魯君世英之答問。全身由上而下，有大力下注者，乃極好現象，宜以意徐徐引之，使由尾閭漸上背脊。

藤田公案法於除去他種雜念甚便，可以兼行。

問　靜坐之經過：（一）心得。靜坐時間，於晚九點四十分鐘行之。初有種種困難，後漸就適，腿盤既安，思慮亦減，氣息亦較沈著，坐二十分鐘後，就榻安眠，無復有曩昔幻夢不寐之病，因之精神強健。（二）疑問。靜坐時，思念縈迴，以強力制之，往往不克，而思制之之念與他念何異？畢竟何以除念？又坐時傍有異聲微響，輒興起思想，果何法以防制之？敬質。（郭清和）

答　不必用強力制之，但提開自己之精神，一若居高臨下，返觀思念之起伏而中斷之，不使甲念攀援乙念即可。思念再起，再用此法。吾人決不能將思念掃除淨盡，但將妄念集於一點，所謂無念之念也。入坐時最好以意將耳根收縮，返聽自己之呼吸出入，日久功深，則身傍微響，如不聞矣。

問　學生近三四年來，精神枯滯，心緒騷亂，久欲從事鍛鍊精神，乃以無人指導，未得其法。兼以志行薄弱，終亦未能實行，而心神之不佳滋甚。及靜坐會成立，並見先生著作，知靜坐為修養良法，而確有奇效，故踴躍入會，矢志力行。此後每日臨睡靜坐二十分鐘許，未嘗間斷。唯放假旋里後，致未按時練習。計自入會練習月餘，心神雖無大進，而每次坐後，氣體頗覺舒泰云。

疑問：返照法，書中言不必強求妄念不生，可默察其起滅頭緒理清之。甲念起則返之甲，乙念起則返之乙，所謂返之者何如？當遇事時，雖些小無關係，亦輒纏綿心中，不

能屏除，不知此病緣何而致？宜如何用力以矯正之？靜坐時氣出入上下循環，用意導之，可否？（魯世英）

答　吾人之妄念，皆為攀援心。自甲至乙，自乙至丙至丁，輾轉無窮。若能於返照時，得其頭緒，立時中斷其攀援，使甲念不及傳至乙念，卽謂之返。此須於念起時屢屢為之。

小事亦纏綿心中而不能屏除者，以過於執著也。當思吾人之身，亦係十數種物質化合，全是虛假，身外之事物，更無可執著，故宜一切放下。

氣出入上下用意導之，亦無不可，但切勿用力（指氣言）。

問　桐性質魯鈍，先生授一藝，卽堅持不忘。今靜坐行已越月，每日於就榻前，以二十分鐘為限，無一日間也。

心得：　初行靜坐法時，全體或動或欹，輒以為苦。然既知其益，仍力行不輟。十日後腿盤稍平，身體亦較穩適。復以衣為拘束，後乃裸體而坐，披以大衣。如是者久矣，時常覺有氣直抵肛門，同時行正呼吸，其氣若出若還，消滅烏有。又坐時雖不能禁心有所思，然所思者率多先生所教之姿勢或方法，或心悠然遠逝。思而不思者，不過一二分鐘耳。每行適然恬然，已逃出苦難久矣。

疑問：（一）坐時默數一二，心仍外馳，若聽其自然，毫不之顧，可耶否耶？

（二）有氣下行，直抵肛門，此為善現象乎？抑為惡現象乎？

（三）先生有言，行默視術，由鼻尖至丹田，若直接以心意注於丹田，其結果有差異否？（尤桐）

答　（一）默數一二，心仍外馳者，若自己覺得外馳時，立卽收攝，使之凝集。如此屢屢反復為之，自能漸有把握。

（二）有氣下行直抵肛門，是為善現象，然不必因此欣喜，聽其自然。氣盛時徐徐以意（切勿用力）引之，自肛門上脊背。

（三）默視由鼻尖而下者，因初學之人不能直接心注丹田之故，若能直注丹田，更好。

問　峻自去歲十二月二十一日開始靜坐，至今已兩月有餘，頗著成效，唯疑問之處亦多，茲分述於下，幸夫子有以指教之。

心得：　初行靜坐，每日早晚二次。早在操棚草蓆上，坐二十分鐘；　晚在床褥上，坐十分鐘。　唯因早起偶受涼氣，患咳嗽甚劇，又因草蓆太涼，致使便帶血，故兩周卽廢去早坐，止有晚間十分鐘之一次耳。至今六十餘日，未嘗間斷。故所有心得，亦正有可述者。峻素有遺精之病，平均五六日一次，致精神委靡，甚覺不利。雖常服中西之藥，力求衛生之術，罔有效力。乃自靜坐以來，六十餘日，而遺精之數，僅有兩次，精神亦爽快異常，誠奇效也。以故自勉之力甚强，庶免中輟之虞矣。

疑問：（一）心窩係何物？居身體何處？心窩降下之方法，在時時注意於下腹，其注意之法若何？是否意中存一下腹之概念？

（二）以心意之作用除雜念，而注意凝集於下部，重心自然鎮定，注意凝集之方法若何？

（三）去妄念在用返照法，卽返觀吾之意識，返觀之方法若何？

（四）重心與心窩，重心不能鎮定，心窩不能降下，有何區別？（李樹峻）

答（一）心窩卽兩胸骨中間凹下處，用心意專注於下腹，不注意於胸部，則心窩處覺空鬆無物，是謂下降。注意之意力，確能達於下腹部，非僅存一概念之謂。

（二）注意凝集，言將吾之心意，使凝聚於下腹部也。心理學公例，凡心意注於一點愈明瞭，則他種雜念自消。

（三）返觀吾之意識，卽閉目內視，實則以心代目之用。

(四)重心在下腹，心窩則在胸下，心窩不能降下，則注意必不能達於下腹，此其區別也。

問　(一)靜坐法中，謂有病而坐者，不宜思及愈病之念。然有謂有病者宜選一健康之念以為公案，其理有無衝突？

(二)內視丹田時，眼與意並行乎？抑僅用意志以代目乎？若用眼直接下視，此時目雖閉，而眼球則多向下方凸出，能否有害於目？且常聞人之有近視病者，多由眼球凸出者也。

(三)坐時腹內格格作響，繼之以噫或放屁等，何故？且達靜境之際，則手足由冷而熱，或由冷而出汗，病耶？抑亦靜坐之有得耶？敬祈指導為幸。(張緝)

答　(一)並無衝突。蓋吾人本不應有病，病為精神之消極狀態，並非實在。若存一愈病之念，是承認病之實在矣。故選一健康公案，以回復精神之積極狀態，則不思愈病而病自愈。

(二)用意志以代目。

(三)腹響及噫、放屁等，均因氣分流通之故。靜坐後血脈周流無滯，全身及手足皆熱以至出汗，皆為效驗。

問　昨夜靜坐，漸覺有異。所謂異者，飄飄然無人無我不識不知之境界也。顧昨夜尚未至於無人無我不識不知，微覺初到飄飄之境而已，且為時甚暫，方至飄飄而雜念復起，急屏除之，又至飄飄，而雜念又起。如是者數四。至最後一次，覺得飄飄之際，忽而熱力一股，由鼻而口之天堂，而喉，而胸，此時徧身毛管忽開，心中驚異，而至胸部之熱力不識行至何處（因驚異，故不自覺也）。卽仍鎮靜，又覺背後熱力一股，由腰下而上，直至頭頂，遂覺全身火熱，大汗浸淫。至此由驚而懼，由懼而恐，不復能靜，熱卽遽消，汗亦頓止，而既出之汗，頭部最多，而頰間幾欲珠珠下滴。怪哉怪哉！此何故歟？請問靜坐之法，有百利而無一害歟？抑肢體呼吸間，偶有不合規矩之處，遂生壞影響而害人歟？此急欲問明，方敢從事耳。（江純璋）

答　此是極好影響，並非壞影響。汗出者，卽體中老廢物向外排洩也，切勿驚懼，宜一聽其自然。熱力盛時，可以意引之，使自後漸上，由頂而下至丹田，如此循環不息。

問　靜坐之經過：自去歲十一月入靜坐會以來，卽早晚靜坐。雖值盛寒，未嘗或廢。初時唯按時入坐，並無何種異狀，久後乃覺氣能運入下腹，漸洋溢於全身，丹田處生熱力，頻頻衝動，坐時殊覺娛快。且平時精神較昔爽健，夜間睡眠頗熟。於此短期中，已獲此效力，知精神界之光輝燦爛，靈妙無倫，而非孜孜於物質界者所能窺其奧蘊也。

（一）靜坐之效果，能使精神指導肉體之勢力强大，則飯後靜坐，用意指揮，以血液助消化，當大有益於人生。而靜坐法云「飯後半小時後，方可靜坐」，究屬何故？

（二）岡田氏靜坐法中，除靜坐姿勢外，尚有所謂不斷姿勢者，欲實行此種姿勢，未審有無弊害？且其中應注意者為何？

（三）靜坐之效固大，唯至功夫好時，是否可以廢去運動？如云無論何時，動靜俱宜調和，則靜坐與運動二者，必如何而後相利而不相妨？卽必如何而後得調和也？（孟廣照）

答　（一）靜坐必用腹式呼吸，呼吸時肺之漲縮範圍擴大，有妨胃之工作，故飯後不宜也。且生理天然妙用，凡某處有動作，血液自然聚集於某處，不必再加人工，使之太過。飯後胃中營消化作用，全身血液多來注於此，若再加以人工，則無益有害矣。

（二）所謂不斷之姿勢，應無論行住坐卧，皆注意於下腹部。若能實行，其益無窮，可無弊害。唯用心作文，或聽講時，則不可。

(三)靜坐功夫純熟時,即廢去運動,初無妨礙,但總以兼行運動為佳。劇烈運動後勿驟然入靜,靜坐後勿驟然運動,中間相隔半小時或十餘分鐘,自無不調和之慮。

問　淇近日每當晨靜坐,腹恒作響,初在腹上,既移臍下,愈響則氣愈暢適,神愈愉快。當午後及就寢前靜坐,則不作響。似空腹較實腹運力易達丹田。腹響是否運力入腹所必經?抑係偶然之作用?又「鎮定下腹」一語,是否指常使下腹膨脹,不使收縮而言?(馮文淇)

答　腹響為氣分流通之證。此氣流通於胃腸中,故空腹時易響,實腹時不響。氣入丹田,空腹時當然較實腹易達。腹響蓋為運力入腹所必經,非偶然之作用。日久用功,氣分十分通暢,則不復響矣。

「鎮定下腹」一語,確是指常膨脹不收縮而言,然須久鍊方能,初學時不易臻此。

問　心得:自去十一月學靜坐,每臨臥時,坐榻數息至五十,而腹中無動靜,而氣甚調勻,有一種甘適之境,不可言喻。(陳恩榮)

答　以後更有進境。

問　疑問：　數至五十息時，肩背頭汗，此時一息便止。是否不息，令汗出？孰是？（陳恩榮）

答　最好不息，俾汗出後再止。

問　心得：　初盤坐時，兩腿疼痛，呼吸不能順適。為之既久，困難遞減。至今則肢體安然，呼吸亦漸歸自然，而睡中之幻夢亦罕。

疑問：　靜坐心貴沈歛，呼吸尚自然。茂於靜坐時，口若默數「一」「二」「三」等數目，或外國文字母，則心雖寡念，而呼吸不能自然。若不數，則心中之思念難去。尚望先生示以兩全之法。（武茂緒）

答　入坐時，先將呼吸調勻，不使或長或短，然後數息，此患自免。

問　腰部挺直，必須用力，稍不留意，則脊骨下曲。然用力久時，脊骨漸疼，同時胸間亦疼，若欲下墜。有何法不用力而腰自直？　胸部疼起而欲下墜者，何故？　此現象在入坐三十分鐘以後。　初習靜坐時，十分鐘卽腿麻；　月餘工夫，能坐至四十分而腿始麻。在未習靜坐以前，每就臥時，必雜念紛來，致不能卽時入睡；今日就臥時，妄念漸少，可謂進步，唯靜坐時之雜念，終不能掃除之。（范煜璲）

答　腰部切勿用力挺直，唯覺得脊骨下曲時，留意矯正之可耳。靜坐終須牢記「自然」二字，無論生理心理方面皆然。若欲腰之自直，除非用雙盤腿方可。胸部疼起欲墜者，為脊骨牽連作痛，無他故也。靜坐時之雜念，祇能使之漸少，不必悉數掃除。

問　學生體力素弱，且有宿病。自二歲時卽患偏墜（又名小腸氣下），每服補劑，常升麻以提氣。今學靜坐，覺氣往下行，達於病處，與醫者之施治，適相矛盾，未悉日後有妨礙否？再，靜坐之際，覺有耳塞之狀，靜坐之後，又眼瞼緊閉，如熟睡驚醒而不能遽啟，此種狀態，多所不解。（蔣詵振）

答　氣往下行時，當以心意注定下腹，勿助其行，聽其自然，決無妨礙。余二十年前亦有此病，且因靜坐而得愈也。耳塞及眼瞼不能驟開，皆由各人生理不同之故，可於坐前或坐後，用兩大指背摩擦至熱，以揉搓耳廓及眼皮，三十遍、二十遍均可。又坐時可微開其眼，不必緊閉。

問　昨夜靜坐之際，忽覺臍部以下特別空虛，而於其中心點，若有一核然，恍惚之間，尚覺可見，稍帶紅色。又覺其熱度特高，且可見其擺動，而吸入之氣，則欲更往下行。當此之際，全身毛孔均開，且並汗出。唯既發見此現象，心中驚異，大約經過三數分鐘，不能維持靜坐，遂卧而睡覺。此不知是何故也？（江純璋）

答　此係精神集中所生之好現象，不必驚異，仍聽其自然。如若震動，則徐徐以意（不可用力）引之，自後上升。

問　逵體質素弱，服藥餌有年矣，久欲屏棄之，其道無由。去年於琉璃廠書肆，購得衛生要術，載八段錦（一名十二段錦）及靜坐之法，乃決意於早晚努力行之。習八段錦之後，早晨靜坐十分鐘或二十分鐘，未逾一月，漸著效驗，乃始終不怠。雖八段錦有時不習，而靜坐則毫未間斷，迄今已逾一年。此中自信之點固多，然懷疑之處亦復不少。茲分為效驗、質疑、發問三項，敬請先生一一指示之。

甲、效驗　（一）靜坐一月後，丹田微覺有熱氣；（二）去年旅行卧佛寺時，在陰曆清明節，天氣尚不甚暖，僅衣夏季制服歸，時北風餘威未減，恐因此致病，然得以無恙者，皆丹田熱氣擁護之力也；（三）因體質過弱，常有不眠之病，因靜坐而漸愈，雖或因氣候之變，夜中或醒，然旋卽睡熟，不復有昔年終夜不眠之病矣；（四）冬日靜坐久，覺足部甚冷（此遠體弱之故，昔年卽復如此），近來靜坐後，覺足部漸暖，氣候雖變，亦不足為慮；（五）靜坐毫無慾念時，則丹田熱氣直衝動會陰部，然心不外動，轉瞬卽止；（六）腦力疲倦時，能以靜坐之功，漸復其原狀。

乙、質疑　（一）早晨初醒，或時覺小腹微痛；（二）若小腹痛時，丹田熱氣，覺不甚著；（三）腸胃之病，恒不能免，似覺有礙靜坐之功；（四）靜坐時，覺泥丸或額部有一種障礙力；（五）遺精之病，亦不能免，若最長時，或至二個月，最短時，有未逾來復者，且遺精之前，頗能預覺，然無法以制之，昔年為滑，近則或入於夢；（六）神經有時失其感覺，或睡時足部忽動，如傾跌之狀。

丙、發問　（一）靜坐與食品之關係；（二）靜坐必在空腹時之理由；（三）靜坐使雜念全息之法則；（四）八段錦之法與靜坐有無妨礙？（徐鴻遠）

答　乙（一）（二）：　或因注意下腹時用力太過之故，否則係夜卧受涼，與靜坐無涉。腹中既微痛，則稍有障礙，熱氣當然減少。

乙（三）：　決不妨礙靜坐之功。若恒久不懈，可使腸胃之病漸愈。

乙（四）：　係因平時用腦過度之故，且節減腦力。

乙（五）：　有夢已較滑精為愈。此病最難根本全治，必須平時刻刻留神，不起慾念方可。然病不加增，亦無大礙。

乙（六）：　亦係平時用腦過度所致。

丙（一）：　食品之選擇，不必過於拘泥，唯就素所嗜好者食之，最宜平時注意少食，不可過飽。

丙（二）：　並不必限於空腹。食後半小時內，胃中正在營消化工作，靜坐必用深長呼吸，恐妨胃之動作，故不宜耳。早晨入坐，則取精神清明，亦非專取空腹也。

丙（三）：　雜念決不能全息，唯有抱定一念以代之，其法最良（藤田氏書中，言此最詳），日久純熟，自不為擾亂。

丙（四）：　八段錦中，多半是外功，若有餘暇練習之，足以補助靜坐，並無妨礙。

問　功效：　生每日夜間靜坐一次，初則氣不下降，反覺胸部燥悶，今則胸腹相通，上下暢快，小腹漲大如鼓，並覺稍有動靜，唯不作聲耳。

疑問：　靜坐時如有過高聲音及振動時，胸內覺稍疼痛。（范光珺）

答　聲音及振動，非疼痛之直接原因，想係用功過猛，呼吸著力，氣雖下降，胸部實未空鬆，因外界振動戟刺神經而覺痛耳，宜從「自然」二字十分留意。

問　淇近日晨起靜坐，腹中雷鳴如故，自本月六日早，忽生奇景，覺熱力發自眉端，旋達眼簾，目前忽放光明，若曝朝日，最後達於鼻端，自是而後，每晚靜坐，便覺項背生熱，頷部則時而顫動，腹部氣亦微動，然不甚著，周身微作汗，而目前之光不復顯。習靜坐者，熱力每生自腹，而淇則發自眉端，未審其原理若何？是否善象？以後應若何注意？敬祈俯教。（馮文淇）

答　熱力發自眉端及目前放光，均是好現象。蓋人身任督二脈循環之徑路，無論何處，精神若集中以注之，必能發生熱力或振動。凡熱必有光，發在上部，故眼易見也。以後有光無光，悉聽其自然，切勿執著，仍宜注視丹田為要。

問　飯前於靜坐有無妨礙？

答　無妨礙。

問　注意丹田及深呼吸，是否不擇時間（如飯前及浴後之類）？

答　除飯後胃中正營消化作用宜避外，餘均不擇時間。

問　初為深呼吸，是否宜微用力？　小腹宜常使膨脹否？　及呼與吸之時間，是否必使均一？　呼吸與靜坐，是否為二事？

答　在野外練習深呼吸，或靜坐前練習，均不妨稍用力，入靜後則不可用力；　小腹能使常膨脹更好，然不可勉強；　呼與吸之時間宜均一；　呼吸乃靜坐時生理方面之作用，固屬二事，然須臾不可離也。

問　靜坐久，姿勢稍覺不正，有無妨礙？

答　如靜坐功深，身內氣脈流通，則姿勢之正與不正，並無十分大關係。

問　若犯眼病，宜用何法治之？

答　每早晚以硼酸水洗滌，少用目力。

問　甲、心得　靜坐月餘來，有時腹中作響，呈下洩上宣之象，心念紛雜時則否。

乙、疑問　(一)吸息時應否略將胸部提高？(二)呼息時力入下腹，是否氣之一部分下行他部，於同時呼出？(三)心窩降下，有何感覺可徵？(四)平時腰間繫袴，用帶纏繞，是否有所妨礙？(梅占魁)

答　(一)用逆呼吸(卽正呼吸)吸息時，可略將胸部提高，用自然呼吸則否。

(二)呼息時入於腹，由經驗上察之，是利用腹部筋肉擠壓之力，而氣則全部呼出。

(三)心窩下降，在生理方面，則胸腹交界處腹皮略見凹下；在心理方面，則覺胸內空洞無物。

(四)平時腰間用帶纏繞，並無妨礙，唯不可過緊。

問　疑問：(一)腹響月餘，今猶未止，若用力導氣下行，則響聲更大。用力助其響乎？抑任其自然乎？

(二)響時稍久，旋卽停止，此時雖用力下腹，亦不能響，數分鐘後，復響如故。若是屢斷屢續者，何故？

(三)以一念治雜念常勝，先生所謂返照法，煜燧不甚明瞭，所謂甲念起返之甲，如何返法？

心得：晨坐時覺胸腹空鬆，氣息舒暢，心境極為愉快，晚坐時則無是景。（范煜璲）

答（一）腹響是好現象，應聽其自然，不必用力引導。

（二）屢斷屢續，乃氣分流通自然之結果。凡有動必有止，其中並無深奧之理。

（三）若堅持一念，歷久不懈，必有能勝雜念之一日。返照者，閉目內觀，能斷妄念之攀援，使之止而不進，猶如返於原來發生之點，並非真有往返也。

（四）早晨一夜睡眠後，神志清明，故較晚坐為勝。

問（一）心得：展性急，一事至，必立就而後快，然欲速不達，草率慌張之弊隨生，因之費時且僨事焉。自習靜坐後，初則僅坐後一二小時，稍感暢快，今則常有一種愉樂，有能屏除一切之概。又靜坐後覺體較輕捷，為各種運動時，頗能隨意。如攀捧，展向者不能，今則易易矣。

（二）疑問：展幼為攀捧戲躍時，手未及捧，足已前浮，遂仰天跌下，氣不能通。經數友人挾行，始稍通順。嗣後每於運動，或行長路，血脈較平常流暢時，脊處感一種疼痛，若靜坐久，亦感同一之痛，一如一力上行，一力壓之使下者。近雖不甚劇，然莫喻其故，是否有礙？如何處之方稱得宜？願夫子詳教。又呼吸時，苟非意識制之，則吸氣腹反縮小，

呼氣時反擴大，行深呼吸，覺此種形態較為自然者，何故？又靜坐閉眼，反不若開眼之易去攀援心，何者為宜？亦乞見教。（徐廷展）

答（一）靜坐能變化氣質，日久功深，能使草率慌張變為精密鎮定。

（二）背脊疼痛，卽由攀捧跌傷所致，似宜減少此種運動以休養之。靜坐時宜純自然，勿有意挺腰，專注意下腹（勿用力），久則此痛可愈。

（三）吸氣時腹縮，呼氣時擴大，合乎正呼吸之道，聽其自然，勿以意識制之。

（四）靜坐時閉眼開眼（唯須微開）二法皆可，應就各人所宜擇用。既覺開眼適宜，卽用開眼可也。

問　偉自練習靜坐以來，睡前醒後，寂然不動於中，如是者匝月。十一夜，忽生功效，覺丹田熱氣顫動，頭部及四肢亦同時發熱。但靜坐片晌，丹田熱氣，沿尻骨升至背部，止而復作，至再至三，胸前頓生愉快，終未見有熱氣升入項部，及晨試之，而此等妙境，遂不復顯。如是者三天，自後雖睡前坐之，熱氣亦不來至丹田矣。試問熱氣之來也，晝潛而夜來，何故？是否關於屋內之温度、腹中之飽枵？且有熱氣作用，雖久坐不見疲倦，無熱氣則坐後倦狀漸生矣。此中妙理，實難判決。若使昔時妙境復現，將來應如何矯正？如

何注意？敬祈先生俯賜雅教。（高興偉）

答　熱氣之震動，恒在中夜，蓋睡眠後精神恢復之故；沿尻骨上升至背部，止而後作，因力未充足也：宜聽其自然，熱力充足後，自能再上，不可欲速，此與屋內溫度、腹中飽餓全無關係。有熱氣則血脈調和，當然久坐不倦，無熱氣時反之。

問　質疑：胸部左脅，氣痛如刺，甚至一動卽作，心中微懼。一日，左脅下、左肩上時時跳動，腹偶一鳴。又雜念時至，正念邪念，正百邪一。閉口以鼻呼吸，必待數十息之後。何也？

經驗：數息自百（時計十五分）至二百五十息之後，上宣氣，下洩氣，從前痔瘡，半年發作一次（六月、臘月），自去歲十一月實習靜坐，至今已逾三個月未發作；右臂及大指筋向痛，甚至牽及肩背，月或一二次，今亦未發。至於坐訖後，頭腦之清澈，身體之舒適，精神之愉快，意味之甘甜，眼球之光亮，鼻孔之疏瀹，舌瀾之湧汩，喉頭之便利，不可言喻。（陳恩榮）

答　兩脅有時氣刺者，或因感冒，或因呼吸不得法，以致脅前血脈不調，此等現象，時或有之，祇須呼吸極微，絲毫不着力，注意下腹，自然可愈。如或刺痛不已，則停止一二次靜坐，俟愈後再行。脅下、肩上之跳動，或亦與此有關係，無足重輕。雜念至時，能辨其邪正，則頭緒已漸清，宜用返照法，斷其攀援。

閉口以鼻呼吸，必待數十息之後者，乃平常未能全用鼻呼吸，鼻孔或有塞滯也。最好於入坐前，以清水洗淨鼻孔，或以針捲藥棉蘸硼酸水伸入洗之，尤佳。

北京大學靜坐會諸師生

蒲團子按　此標題係我所加。

北京大學亦於六年組織靜坐會，師生問答，節錄於下。

問　初坐兩股麻木，有法補救否？

答　初學可交換兩足，坐畢以手撫摩之。為時既久，若能忍耐，可聽其麻木，麻木至無知覺，必能反應，復其原狀。經過此級，則無論坐至一二小時外，不麻木矣。

問　坐時兩手可叉腰否？

答　不宜叉腰，叉腰則精神不能團結。宜兩手輕握，置於腹前或脛上。

問　舌抵上齶，口生津液，嚥歟？不嚥歟？

答　噈下最佳。其一口分三噈之說，及以意送至丹田之說，不必過泥。

問　坐久則身體搖動，當聽其自然？抑當遏止？

答　搖動是效驗，聽其自然，不必強制。

問　搖動是好現象，何以某去看坐時，覺不安穩，且不能寐？

答　不能寐，必由他原因而致，不可歸咎於搖動。

問　自然呼吸與逆呼吸，何者為善？

答　岡田之逆呼吸，為使橫隔膜易於運動耳。平時呼吸，聽其自然，略加深長可也。且逆呼吸不過初入坐時用之，入靜以後，則勿復注意。

問　正呼吸時，橫隔膜上下，是否分為二節？

答　吸時橫隔膜上，呼時橫隔膜下，無所謂二節也。

問　某靜坐年餘，時覺胸部之氣上升，而患氣悶，何故？

答　此由呼吸時心窩不曾降下，氣聚於胸，壓迫心肺，便感氣悶。初學恒不免此患，須緩緩呼吸，切戒用力，徐達丹田，則不復上升矣。

問　除調節呼吸外，可用何法鎮定其心？

答　是有二法：一，用返照法，可除妄念。妄念卽攀援心，由甲攀乙，由乙攀丙而丁而戊，乃至無數。返照時斷其攀援，卽漸消除，再起再照，日久功深，自易鎮定。二，抱定一念，以代雜念。如注意「身體健康」四字之類，卽藤田氏之公案法也。

問　返照時眼向內視，眼珠覺痛，是何故？

答　吾人兩目，常與外接，驟用內視，故覺不便。然內視非必眼珠十分向下，不過以心意下注耳。如此則未必覺痛也。

問　昔有僧人教人注視印堂，久則發光，上向腦部，再回而下視，此法如何？

答　吾人精神，實有不可思議之力，無論集中於何處，均有感應。注視印堂，亦道家之一派，易見速效。往往教人看鼻端及印堂等處，如是旬餘，即見面前有光如日，漸久漸大，可包全身。以余思之，似乎勉强，不近自然。且人之重心，宜在下部，不宜移置上部也。

問 靜坐須注意呼吸否？

答 但當注意丹田，不必注意呼吸。

問 不注意時，覺呼吸短促，何故？

答 若不注意丹田，則重心上浮，力不集於腹部，故呼吸短促。

問 藤田氏之呼吸法如何？

答 藤田氏主張自然呼吸，與岡田適相反，二者並無十分優劣，可聽各人自擇。

問 坐時昏沈，當如何？

答 學者恒患二病：初坐時雜念叢生，則患散亂；及稍能入靜，則患昏沈。昏沈時目宜稍開，其患可免。

問　由動到靜，有昏沈一境，可否利用此為入靜之手段？

答　昏沈稍久，則入睡眠，未可利用也。

問　何謂正呼吸？

答　腹部吸時收縮，呼時膨脹，為正呼吸，亦名逆呼吸。

問　入坐後小腹漸大，何故？

答　氣充滿故，此佳境也。

問　撫摩小腹，使大便通利，其法如何？

答　法以右手置小腹上，自右而左，順大腸迴旋之勢，循環摩之，適度乃止。

問　飯後可靜坐否？

答　飯後隔二十分鐘可入坐。

問　先生有夢否？

答　吾十餘年前，里居養病時，日唯閉門靜坐，澄心息慮，恒能夜間無夢。今人事紛拏，則不能免，唯夢境清晰，不昏擾耳。

因是子　著

因是子靜坐法續編

叙例

一　是書雖名因是子靜坐法續編，然其內容則與前編截然不同。蓋前編是道家方法，此編是佛家方法也。

二　道家方法，足以卻病延年，不足以超脫生死（雖亦有成道之說，實不過福報較長，未能出生死輪迴）。唯佛家方法，下手即以超脫生死為目的，卻病延年乃其餘事，所以為最尊最勝之法。

三　余在民國三年，著因是子靜坐法時，雖喜翻閱釋典，實未得其門。至民國六年，第二次至北京，方專心學佛，拋棄昔年之靜坐法，改習佛家之止觀法，屈計修持不過四五年，實無心得可以告人，故余之本意，尚不願撰此續編。今之為此，蓋有不得已焉。

四　余之不得已而著此書，有兩種原因。一者屬於自己方面。蓋前編出版以後，行銷已及數萬册，學者甚多，投函質疑，絡繹不絕。近如各省，遠及南洋，幾無處無學習之人，苦於不能將余近數年之經歷一一告之，故不得不藉文字以達近年來之思想。二者屬於他人方面。人之見過我書而未見其人者，大率以為必是老道一流人物，聞余學佛，以為必另是一人。如梁漱溟君，著維識述義，未審余之前後歷史，於其序言中劇下判斷曰：「蔣某好談佛法，但我看他的著作，實在是醇乎其醇的外道思想。」並世相識之人，尚隔膜如此，故同志之友人，皆常常督促，以為必須著一續編，以釋外間之疑。梅光義、徐文霨二君，促之尤力。乃於今夏暑假期内，草成此編。

五　是書依據小止觀及釋禪波羅蜜次第法門而作，旁及他種經論，附以己意，而用顯淺之文字達之。稍深之方法，亦多不採，務期學者易解易行。若欲求全豹，則原書具在，可以覆按。

六　物質的科學，可以用客觀證明，至靜坐是精神事業，衹有主觀可以自證，若用語言文字詔告他人，全在十分忠實，不可有絲毫妄語以惑世亂俗。今之修此道者，往往喜說定中種種神奇境界，學者受其誘惑，貽害匪淺。余則修持三十餘年，所可言者，衹是入坐後恒能一心不亂之境耳，並無神奇可說。或者聞余此言，又以為有所秘密，不知余向來主張一切學術應公開研究，乃極反對秘密者（至佛教密宗，另是一事，非世俗所謂秘密）。學者應知，靜坐決非以求神奇為事，即果遇神奇，亦宜捨之，不可取著，以墮魔境。況乎未有神奇而侈言神奇以炫人耶！

七　此稿成後，蒙梅光羲、徐文霨二君多所是正，合誌於此，以謝嘉惠。

第一章　靜坐前後之調和工夫

第一節　調飲食

既有此身，不可無飲食以滋養之。飲食入胃，經消化後，變為糜粥狀，入於小腸再為乳狀，為血管所吸收，變成血液，滋養全身。故飲食與生命有重大關係。然食若過多，則胃中不能盡量消化，反須將不消化之物，排洩於體外，是使胃腸加倍工作，結果必氣急身滿，坐不得安。又食若過少，則有營養不足、身體衰弱之慮，亦於靜坐不宜。故飲食務必調勻。

吾人之習慣，大概病在多食。故遇進食後，覺胃中微有飽感，卽宜停止。古人云「食欲常少」，其言實有至理。又食物不宜濃厚，能素食最佳。又靜坐宜在早晨空腹時。平常亦應於食後二小時方可入坐。

第二節　調睡眠

吾人勞力勞心後，必有休息，以回復其體力。睡眠是休息之最久長者。常人以睡眠八小時為度，過多則心神昏昧，於靜坐最不宜。若過少，則體力不得回復，心神虛恍，亦屬不宜。故睡眠亦須有定時、有節制，則神氣清明，可以入道。若靜坐功候漸深者，則半夜醒後，卽可起坐。坐後不再睡，固最妙。若覺未足，再為假寐，亦可。如靜坐功候加深，坐時加久，則睡眠之時，可漸漸減少，故有終年以坐代睡者。此非可勉强學步，終以調節睡眠，使不過多過少，乃為合理。

第三節　調伏三毒

何謂三毒，貪欲、嗔恚、愚癡是也。此三者，吾人自有生以俱來，一切煩惱，由之而生，故亦稱根本煩惱，為修道之大障礙，故必須調伏之。

（一）貪欲　吾人託父母之欲愛而投胎而成身。投胎成身之後，又復數行淫欲，為未來世投胎成身之因。於是死死生生，相續不已。可見，淫欲為生死根本。不斷淫欲，終不能超出生死大海也。修道之人，欲了脱生死，不可不先斷淫欲。苟不能驟斷，亦須自有節制，漸漸調伏之。縱欲之患，如飛蛾赴火，必至焚身，可不懼哉！

（二）嗔恚　嗔恚由貪欲而起。吾人遇可欲之物，必欲得之，得之則喜，不得則嗔。嗔恚不已，必至鬬争仇殺。自古至今，殺戮罪惡，相尋不窮，推其起原，不過一人數人一念之嗔為之導線。嗔恚之毒，可勝言哉！

（三）愚癡　愚癡亦名無明。一切眾生，皆具清淨眞心。此心本如明鏡，具無量功德，自無始以來，為妄想蔽覆，遂生妄執，種種顛倒，故云無明。於是造作罪業，長淪生死，如盲人獨行於黑夜之中，永不見日。愚癡之毒，又為貪與嗔之根本也。

至調伏之法，於下文止觀章對治觀中詳之，今不贅及。

第四節　調身

何謂調身？即使身體之姿勢常常調和是也。調身者，於坐前、坐時、坐後皆當注意。坐前，如平常之行住進止，均宜安詳，不可有麤暴舉動。若舉動偶麤，則氣亦隨之而麤，心意浮動，必難於入靜。故於未坐前，應預先調和之，是為坐前調身之法。

至於坐時，或在床上，或特製坐櫈，於此解衣寬帶，從容安坐。次當安置兩足，若用單盤（亦名半趺），則以左脚小腿曲置右股上，牽之近身，令左脚指略與右股齊，右脚指略與左股齊。若用雙盤（亦名全趺），則更宜將右脚小腿引上交加於左股，使兩蹠向上。若年長之人，並單盤亦不能者，則用兩小腿向後交叉於兩股下，亦可。次安置兩手，以左掌之背，疊於右掌之面，貼近小腹之前，輕放於腿上，然後向左右摇動其身七八次，卽端正其身，令脊骨勿曲勿挺。次正頭頸，令鼻與臍如垂直線相對，不低不昂。次開口吐腹中穢氣，吐畢，卽以舌抵上齶，由口鼻徐徐吸入清潔之氣，如是三次或五次七次，多寡聽各人之便。次當閉口，唇齒相着，舌抵上齶。次當輕閉兩眼。正身端坐，儼如磐石兀然不動。坐久，微覺身體或有偏曲低昂不正者，當隨時矯正之。是為坐時調身之法。

若靜坐畢，應開口吐氣數次，然後微微摇動其身。次動肩胛及頭頸。次徐徐舒放兩手兩足。次以兩大指背，相合搓熱，摩擦兩目，然後開眼。次以指背擦鼻，擦兩耳輪。次以兩手掌搓熱，遍摩頭部及腹背手足，使全身皆遍。坐時血脈流通，身必發汗，待汗稍歛，方可隨意動作。是為坐後調身之法。

第五節　調息

鼻中之氣，一呼一吸，名之為息。靜坐入手最重要之功夫，卽在調息。

昔人調息有四相：一，風相；二，喘相；三，氣相；四，息相。鼻中之氣出入時，覺有聲音者，名為風相；出入雖能無聲，而急促不通利者，名為喘相；出入雖能無聲，亦能不急促，而不能靜細者，名為氣相：平常之人，鮮有不犯此三者，此則息之不調和也。若既能無聲，亦不急促，亦不麤浮，雖極靜之時，自己不覺鼻息之出入者，名為息相，此則息之調和者也。故於平常時，亦應知注意。是為坐前調息之法。

若入坐之時，覺有不調之三相，卽心不能安定，宜善調之，務令鼻息出入極緩極微，長短均勻。亦可用數息法，數時或數出息，或數入息，從第一息數至第十畢，再從第一息數起，若未數至十，因心想他事，至於中斷，卽再從第一息數起，如此循環，久之純熟，自然能令息調和。是為坐時調息之法。

因調息之故，血脈流通，周身溫熱，故於坐畢宜開口吐氣，必待體中溫熱低減，回復平常原狀後方可隨意動作。是為坐後調息之法。

第六節　調心

吾人自有生以來卽係妄心用事，所謂意馬心猿，極不易調。靜坐之究竟功夫，卽在妄心之能調伏與否耳。

人之動作，不外行、住、坐、卧，所謂四威儀也。未入坐時，除卧以外，卽是行與住二威儀。當於此二者常常加功，一言一動，總須檢束吾心，勿令散想，久久自易調伏。是為坐前調心之法。

至於坐時，每有二種景象：一者心中散亂，支持不定；二者心中昏沈，易致瞌睡。大凡初坐時，每患散亂；坐稍久，妄念較少時，即患昏沈。此用功人之通病也。治散亂之病，當將一切放下，視我身亦如外物，擱在一邊不去管他，專心一念，存想臍間，自能徐徐安定；治昏沈之病，可注意鼻端，令心向上，使精神振作。大概晚間靜坐，因晝間勞倦，易致昏沈，早晨靜坐則可免此患。又用前之數息方法，從一至十，務使不亂，久久習熟，心息相依，則散亂、昏沈二病皆免。是為坐時調心之法。

靜坐將畢，亦當隨時調伏妄心，不可聽其胡思亂想。若不坐時，亦能如坐時之心志靜定，則成功不遠矣。是為坐後調心之法。

以上調身、調息、調心三法，實際係同時並用。不過為文字上記述便利起見，分作三節，讀者宜善體之。

第二章　正修止觀工夫

第一節　修止

止者，入坐時止息妄念也。修止之法有三。

(一)繫緣止　繫者，心有所繫也。心中起念時，必有所依附之事物，謂之緣。吾人心之所緣，忽甲忽乙忽丙忽丁，刹那不停，謂之攀緣。今則繫此心念於一處，令不散亂，譬如以鎖繫猿猴，故名繫緣止。至其方法，則有五種。

(甲)繫心頂上。言坐時專注其心念於頭頂也。此可治昏沈之病。然行之若久，則有頭暈之患，祇可於昏沈時偶一用之。

(乙)繫心髮際。髮黑肉白，於此交際之處，專注其心，心易停住。然久則眼好上視，或眩暈而見黃赤等顏色，亦不宜恒用。

(丙)繫心鼻端。此法可覺悟出息入息，來無所從，去無所之，刻刻不停，了無常相。吾人生命之表現，卽此呼吸出入之息，既知息無常，可了知生命亦無常。然此法亦不宜恒用，有使血液上行之患。

（丁）繫心臍下。此法較為穩妥，故自來多用之。今試一言其理。蓋吾人心念，專注於身之何處，血液亦隨之而集注於此，此生理上之定則也。繫心於頂及髮際、鼻端，有頭暈及見黃赤顏色血逆之病者，卽頭部充血所致。可見血液應使下降，方無患害。此繫心臍間，所以為較妥之法，且能治各種疾病，亦不外此理。

（戊）繫心於地。此法將心念專注於座下之地，不但使氣血隨心下降，且能使吾之心念超出於軀殼之外，亦頗適宜，然初學之人，毫無依傍，不能安心，故禪家亦不恒用。

（二）制心止　制心者，隨其心念起處，制之使不流動也。習繫緣止後，稍稍純熟，卽當修制心止，是由麤入細之法。蓋所謂心者，若細言之，則有「心王」「心所」種種之名詞。然若就現在專談用功之便利而簡單言之，卽將「心」字看作胡思亂想之心亦可也。今所言制心止者，制之之法，卽是隨吾人心念起處，斷其攀緣以制止之。心若能靜，則不須制。是卽修制心止。然有意制心，心既是一個妄念，制又是一個妄念，以妄制妄，其妄益增。譬如家有盜賊進門，主人起而與之抵抗，未必能勝，反或被害，倘端坐室中，目注盜賊，毫不為動，則盜賊莫測所以，勢必逡巡退出。故余常用一種簡便方法，於入坐時，先將身心一切放下，然後回光返照，於前念已滅、後念未起之間，看清念頭所起之處，一直照下，不令自甲緣乙，於是此妄念自然銷落，而達於無念之境。念頭再起，即再用此法。余久習之，極有效驗，此猶目注盜賊，令其逡巡自退也。

（三）體眞止　此法更較制心止為細。前二法為修止之方便，此法乃眞正之修止。又制心止可破繫緣止，體眞止可破制心止，是由淺入深、由麤入細之工夫。體是體會，眞是眞實。細細體會心中所念一切事事物物皆是虛妄，了無實在，則心不取。若心不取，則無依無著，妄想顛倒毋須有意制之，自然止息。是名體眞止。至於修體眞止之法，當於坐時，先返觀余身自幼而壯而老而死，刻刻變遷，刹那刹那，不得停住。倘吾身有一毫實在者，當有停住，今實無法可使之住，可知吾身全是因緣假合假散。又返觀余心，念念遷流，過去之念已謝，現在之念不停，未來之念未至，究竟可執著哪一念為我之心耶？如是於過去、現在、未來三際周遍求之，了不可得。既不可得，則無復有心，無心則無生，又何有滅？吾人自覺有妄心生滅者，皆是虛妄顛倒有此迷惑。久久純熟，其心得住，自然能止，止無所止，方為體眞止也。此所言者，乃專言用功之方法耳。若據實而論，則吾人此身，乃是煩惱業識為因，父母為緣，因緣湊合而成者也。又唯心之外，別無境界，所謂一切唯心是也。

第二節　修觀

觀是觀察，內而身心，外而山河大地，皆當一一觀察之，而以回光返照為修持之主旨。今因對治三毒，為說三種觀法。對治者，吾人應自己觀察貪、嗔、癡三毒，何者偏多，即對此病而修觀法以治之也。

（一）淫欲多者應修不淨觀　試思吾身受胎，無非父母精血污穢不淨之物和合而成。胎之地位，在母腹腸臟糞穢之處。出胎以後，得此不淨之身，從頭至足，自外至內，不淨之物充滿其中。外則兩眼、兩耳、兩鼻孔及口、大小便，共計九竅，無時不流臭液；遍身毛孔，發散汗垢。內察臟腑，膿血尿屎種種不淨。及其死也，不久腐爛，奇臭難聞。如是男觀女身如一革囊，外形雖美，內實滿貯糞臭；女觀男身，亦應如是。久久觀察，淫欲自滅。是為對治淫欲修不淨觀。

（二）嗔恚多者應修慈悲觀　當念我與眾生，本皆平等，有何彼此分別。慈者，推己及人，與以快樂也。若我身心，願得種種快樂，如寒時得衣，饑時得食，勞倦時得休息之類。應發慈心，推廣此等快樂，及於我之親愛。修習既久，應推及疏遠之人，更進而推及向所怨憎之人。怨親平等，了無分別，方謂大慈。悲者，悲憫眾生種種苦惱，我為拔除之也。

亦對親疏怨憎了無分別，方謂大悲。如此常常觀察，嗔恚之病自然消除。是為對治嗔恚修慈悲觀。

（三）愚癡者應修因緣觀　愚癡卽是無明，三毒之中，最難破除，故亦得謂前二法為修觀之方便，此法是眞正之修觀。世間一切事事物物，皆從內因外緣而生。如種子為因，水土時節為緣，因緣湊合，種能生芽，從芽生葉，從葉生節，從節生莖，從莖生華，從華生實。無種子，卽不能生芽以至生實；無水土，種子亦不能生芽生實；時節未到，種子亦不能生芽以至生實。然種子決不念我能生芽，芽亦不念我從種子生，水土亦不言我能令種子生芽以至生實，時節亦不言我能令種子生芽以至生實。可見凡物之生，了無自性。若有自性，卽應永久常住，不應因緣湊合而生，因緣分散而死。我身亦然。前生之業為因，父母為緣，因緣湊合卽生，因緣分散卽死，死死生生，生生死死，刹那刹那，不得稍住。如是常常觀察，自能豁破愚癡，發生智慧。是為對治愚癡修因緣觀。

以上止觀二法，在文字上記述之便利，自不得一一羅列。至於實際修持，則愈簡單愈妙，宜就各人性之所近，擇一法修之，或多取幾法試之，察其何法與我相宜，則抱定一法，恒久行之，不必改變。此應注意者也。

第三節　止觀雙修

前文所述止觀方法，雖似有區別，然不過修持時一心之運用方向，或偏於止，或偏於觀耳。實則念念歸一為止，了了分明為觀，止時決不能離觀，觀時決不能離止。止若無觀，心必昏沈；觀若無止，心必散亂：故必二者雙修，方得有效。今略舉如下。

（一）對治浮沈之心，雙修止觀　靜坐時，若心浮動，輕躁不安，應修止以止之。若心昏暗，時欲沈睡，應修觀以照之。觀照以後，心尚不覺清明，又應用止止之。總之，當隨各人所宜，以期適用。若用止時，自覺身心安靜，可知宜於用止，卽用止以安心；若於觀中，自覺心神明淨，可知宜於用觀，卽用觀以安心。

（二）對治定中細心，雙修止觀　止觀法門，習之既久，麤亂之心漸息，卽得入定。定中心細，自覺此身，如同太虛，十分快樂。若不知此快樂本來虛妄，而生貪著，執為實有，則必發生障礙，不得解脫。若知是虛妄不實，不貪不執，是為修止。雖修止後，猶有一毫執著之念，應當觀此定中細心與麤亂之妄心，不過有麤細之別，畢竟同是虛妄不實。一經照了，卽不執著定見。不執定見，則功候純熟，自得解脫，是名修觀。

（三）均齊定慧，雙修止觀　修止功久，妄念銷落，能得禪定。修觀功久，豁然開悟，能生眞慧。定多慧少，則為癡定，爾時應當修觀照了，使心境了了明明；慧多定少，則發狂慧，心卽動散，如風中之燈，照物不能明瞭，爾時應復修止，則得定心，如密室中之燈，照物歷歷分明：是謂止觀雙修，定慧均等。

第四節　隨時對境修止觀

自第二章第一節至第三節，所述止觀方法，皆於靜坐中修之。密室端坐，固為入道之要，然此身決不能無俗事牽累，若於靜坐之外，不復修持，則功夫間斷，非所宜也。故必於一切時，一切境，常常修之，方可。

何謂一切時？

曰行時，曰住時，曰坐時，曰卧時，曰作事時，曰言語時。

云何行時修止觀？

吾人於行時，應作是念，我今為何事欲行。若為煩惱及不善事、無益事，卽不應行；若為善事、有益事，卽應行。若於行時，了知因有行故，則有一切煩惱善惡等業。了知行心及行中所現動作，皆是虛妄不實，毫不可得，則妄念自息。是名行中修止。

又應作是念，由先起心以動其身，見於行為，因有此行，則有一切煩惱善惡等業。卽當返觀行心，念念遷流，了無實在，可知行者及行中所現動作，畢竟空寂。是名行中修觀。

云何住時修止觀？

吾人於住時，應作是念，我今為何事欲住。若為煩惱及不善事、無益事，卽不應住；若為善事、有益事，卽應住。若於住時，了知因有住故，則有一切煩惱善惡等業。了知住心及住中所現狀態皆是虛妄不實，毫不可得，則妄念自息。是名住中修止。

又應作是念，由先起心以駐其身，見其住立，因有此住，則有一切煩惱善惡等業。卽當返觀其心，念念遷流，了無實在，可知住者及住中所現狀態，畢竟空寂。是名住中修觀。

云何坐時修止觀？

此坐非指靜坐，乃指尋常散坐而言。吾人於坐時，應作是念，我今為何事欲坐。若為煩惱及不善事、無益事，卽不應坐；若為善事、有益事，卽應坐。若於坐時，了知因有坐故，則有一切煩惱善惡等業。了知坐心及坐中所現狀態，皆是虛妄不實，毫不可得，則妄念自息。是名坐中修止。

又應作是念，由先起心以安其身，見此坐相，因有此坐，則有一切煩惱善惡等業。卽當返觀坐心，念念遷流，了無實在，可知坐者及坐中所現狀態，畢竟空寂。是名坐中修觀。

云何卧時修止觀？

吾人於卧時，應作是念，我今為何等事欲卧。若為不善、放逸等事，即不應卧；若為調和身心，即應卧。若於卧時，了知因有卧故，則有一切煩惱善惡等幻夢，皆是虛妄不實，毫不可得，則妄念自然不起。是名卧中修止。

又應作是念，由於勞乏，即便昏暗，見此卧相，因有一切煩惱善惡等業。即當返觀卧心，念念遷流，了無實在，可知卧者及卧中所現情狀，畢竟空寂。是名卧中修觀。

云何作事時修止觀？

吾人於作事時，應作是念，我今為何等事欲如此作。若為不善事、無益事，即不應作；若為善事、有益事，即應作。若於作時，了知因有作故，則有一切善惡等業，皆是虛妄不實，毫不可得，則妄念不起。是名作中修止。

又應作是念，由先起心，運其身手，方見造作，因此有一切善惡等業。即當返觀作心，念念遷流，了無實在，可知作者及作中所經情景，畢竟空寂。是名作中修觀。

云何言語時修止觀？

吾人於言語時，應作是念，我今為何事欲語。若為煩惱及不善事、無益事，即不應語；若為善事、有益事，即應語。若於語時，了知因此語故，則有一切煩惱善惡等業，皆是虛妄不實，毫不可得，則妄念自息。是名言語中修止。

又應作是念，由心鼓動氣息，衝於咽喉脣舌齒顎，故出音聲語言，因此有一切煩惱善惡等業。卽當返觀語心，念念遷流，了無實在，可知語者及語中所有音響，畢竟空寂。是名語中修觀。

何謂一切境？

卽六根所對之六塵境，眼對色、耳對聲、鼻對香、舌對味、身對觸、意對法也。

云何於眼對色時修止觀？

凡眼所見一切有形之物皆為色，不僅指男女之色而言。吾人見色之時，當知如水中月，無有定質。若見好色，不起貪愛；若見惡色，不起嗔惱；若見不好不惡之色，不起分別想：是名修止。

又應作是念，今所見色，不過內而眼根，外而色塵，因緣湊合，生出眼識，同時卽生意識，强為分別種種之色，因此而有一切煩惱善惡等業。卽當返觀緣色之心，念念遷流，了無實在，可知見者及所見之色，畢竟空寂。是名修觀。

云何於耳對聲時修止觀？

吾人聞聲之時，當知悉屬空響，倏爾卽逝。若聞好聲，不起愛心；若聞惡聲，不起嗔心；若聞不好不惡之聲，不起分別想：是名修止。

又應作是念，今所聞聲，不過內而耳根，外而聲塵，因緣湊合，生出耳識，同時卽生意識，强為分別種種之聲，因此而有一切煩惱善惡等業。卽當返觀緣聲之心，念念遷流，了無實在，可知聞者及所聞之聲，畢竟空寂。是名修觀。

云何於鼻對香時修止觀？

吾人齅香之時，當知如空中氣，倏爾不留。若齅好香，不起愛心；若齅惡香，不起嗔心；若齅不好不惡之香，不起分別想：是名修止。

又應作是念，今所齅香，不過內而鼻根，外而香塵，因緣湊合，生出鼻識，同時卽生意識，强為分別種種之香，因此而有一切煩惱善惡等業。卽當返觀緣香之心，念念遷流，了無實在，可知齅者及所齅之香，畢竟空寂。是名修觀。

云何於舌對味時修止觀？

吾人於嘗味之時，當知是虛妄感覺，倏爾卽滅。若得美味，不起貪心；若得惡味，不起嗔心；若得不美不惡之味，不起分別想：是名修止。

又應作是念，今所嘗味，不過內而舌根，外而味塵，因緣湊合，生出舌識，同時卽生意識，强為分別種種之味，因此而有一切煩惱善惡等業。卽當返觀緣味之心，念念遷流，了無實在，可知嘗者及所嘗之味，畢竟空寂。是名修觀。

云何於身對觸時修止觀？

吾人於受觸之時，當知幻妄接觸，倏爾卽無。若受樂觸，不起貪著；若受苦觸，不起嗔惱；若受不樂不苦之觸，不起分別想：是名修止。

又應作是念，輕重、冷暖、澀滑、硬輭等，謂之觸，頭、胴、四肢，謂之身，觸是虛假，身亦不實，因緣湊合，乃生身識，同時卽生意識，强為分別種種之觸，因此而有一切煩惱善惡等業。卽當返觀緣觸之心，念念遷流，了無實在，可知受觸者及所受之觸，畢竟空寂。是名修觀。

意對法時修止觀，與前文靜坐中所述方法相同，茲不復贅。

第五節　念佛止觀

若多障之人，學習止觀，心境暗劣，但憑自力不能成就者，當知有最勝最妙之法門，卽專心一志念「南無阿彌陀佛」六字名號，發願往生西方極樂世界是也。若修持不怠，則臨命終時，必見彼佛前來接引，決定得生。此法是依仗佛力，極易下手，唯在信之篤、願之切、行之力。所謂信、願、行三者，不可缺一也。

問：念佛與止觀何關？答：各種修持法門，無非為對治妄念而設。吾人之妄念，剎那剎那，自甲至乙至丁至丙等等，攀緣不已。念佛則可使此麤亂妄念，專攀緣在此「南無阿彌陀佛」六字名號之上，收束無數之妄念，歸於一念，念之精熟，妄念自能脱落，是卽修止。又念佛時，可心想阿彌陀佛，現在我前，無量光明，無量莊嚴。應知衆生之所以不得見佛者，蓋由無明遮蔽故也。今若能專心念佛，久久觀想，則我與佛，互相為緣，現在當來必得見佛。此卽修觀也。

此法修持最易，無論何時何地，均可行之。又一字不識之愚人，讀書萬卷之智者，若行此法，其成功相等。唯吾人為習見所囿，最難生信，故以信為最要。往往有才智之人，信心不及愚人之堅，一則無成，一則有成者。故佛門中唯在能深信力行，世間聰明才智，至此幾無所用之也。欲知其詳，應讀淨土諸經論。無量壽經、觀無量壽經、阿彌陀經、往生論，乃淨土宗之要典也。

第三章　善根發現

第一節　息道善根發現

吾人若依前法，善修止觀，於靜坐中，身心調和，妄念止息，自覺身心漸漸入定，湛然空寂，於此定中，忽然不見我身我心。如是經歷一次數次，乃至經旬經月經年，將息得所，定心不退，卽於定中，忽覺身心運動，有動、癢、冷、暖、輕、重、澀、滑等八種感觸，次第而起，此時身心安定，虛微快樂，不可為喻。又或在定中，忽覺鼻息出入長短，遍身毛孔，悉皆虛疏，心地開明，能見身內各物，猶如開倉窺見谷米麻豆，心大驚異，寂靜安快。是為息道善根發現之相。

第二節　不淨觀善根發現

若於定中，忽見男女死屍，膖脹爛壞，膿血流出，又或見身內不淨，污穢狼藉，自身白骨，從頭至足，節節相拄，其心驚悟，自傷往昔昏迷，厭離貪欲，定心安穩。又或於定中，見自身、他身，以及飛禽走獸、衣服飲食、山林樹木、國土世界，悉皆不淨。此觀發時，能破一切貪著之心。是為不淨觀善根發現之相。

第三節　慈悲觀善根發現

若於定中，忽發慈悲，念及眾生，內心愉悦，不可言喻；或覺我所親愛之人，皆得安樂，對於疏遠之人以及怨憎之人，推至世界一切萬物，亦復如是。從定起後，心中常保持一種和樂之象，隨所見人顏色柔和。是為慈悲觀善根發現之相。

第四節　因緣觀善根發現

若於定中，忽然生覺悟之心，推尋過去、現在、未來三世，初不見我與人之分別，又覺此心一念起時，亦必仗因託緣，了無確實之自性，即能破除執著之邪見，與正定相應，智慧開發猶如湧泉，身口清淨，得未曾有。是為因緣觀善根發現之相。

第五節　念佛善根發現

若於定中，身心空寂，忽然憶念諸佛，功德巍巍，不可思議，其身有無量光明，其心有無邊智慧，神通變化，無礙說法，普度一切眾生。作是念時，卽生十分敬愛，身心快樂，清淨安穩。或於定中，見佛身相，或聞佛說法，如是等妙善境界，種種不一。是為念佛善根發相。

以上五種善根發現，各隨其所修止觀，發現一種或數種，並非同時俱發。又切不可有意求之，若有意尋求，非徒無益，且恐著魔。又於善根發現時，須知本性空寂，不可執著，以為實有。唯宜仍用止觀方法，加功進修，令之增長可已。

第四章　覺知魔事

學靜坐之人，若心地不清淨，往往發生魔事。須知魔事實由心生，一心不亂，卽魔不能擾。魔事甚多，今略舉大概，使學者得以覺知，不致惑亂耳。

一，可怖魔事，如現惡神猛獸之形，令人恐懼，不得安定；二，可愛魔事，如現美麗男女之形，令人貪著，頓失定心；三，平常魔事，則現不惡不美等平常境界，亦足以動亂人心，令失禪定。

吾人於靜坐之中，旣覺知有魔，卽當設法卻之，仍不外止觀二法。凡見魔境，當知悉是虛妄，不憂不懼，不取不著，唯安住正念，絲毫不動，魔境卽滅，是修止卻魔法；若修止卻魔而魔仍不去，卽當返觀吾心，亦是念念虛妄，了無處所，旣無能見之心，安有所見之魔，如是觀察，自當消滅；若修止修觀，而魔終遲遲不去，更有最便之法，卽默誦佛號，提起正念，邪不勝正，自然謝滅矣。又須切記：魔境不滅時，不必生憂；魔境滅時，亦勿生喜，心不為動，決無害也。

於此更有一言須告讀者，卽余自十七歲，始學靜坐，至今已三十餘年，其間未嘗一遇魔事，從余學靜坐者則間有之。有某君者，習之數年，頗有成效，忽一夕，於靜中突見許多裸體女子，圍而鼓噪之。某君大驚，急攝其心，不為所動，而魔不退，乃大駭異。遑急之間，默誦「南無阿彌陀佛」，魔境遂立時消滅。某君尚未篤信佛教，臨時應用，已有大效，故知此為卻魔之妙法也。

第五章 治病

止觀方法，以超脫生死為最後目的，其功用原不在治病，治病乃其餘事也。吾人安心修持，病患自然減少。然或因身體本有舊病，偶然重發，或因不能善調身、心、息三者，致生病患，皆是恒有之事。故宜了知治病方法。方法不出二種。

（一）察知病源　凡病自肢體發者為外病，自臟腑發者為內病。然無論外病內病，皆由血脈不調而起，治病之法，首在使血脈調和。又吾人之心力，影響於身體極大，故病患雖現於身體，實際皆由心生。故察知病源所在，仍從內心治之，其收效乃較藥石為靈。又病之發生，必有潛伏期，常人當自覺有病時，其病之潛伏於體內者，為時已久，苦於不能覺察耳。若能治心者，則察知病源，必較常人為早，故可治病於未發之時。

（二）對治疾病　靜坐中內心治病法亦有多種，然仍不出止觀二者。

先言用止治病法。其最普通者，卽將心意凝集於臍下小腹，止心於此，牢守勿失，經時既久，百病可治。其理卽是心意凝集於此處，血液卽隨之凝集於此處，凝集之力愈充，則運行之力亦强，運行力强，血液之阻滯可袪，血液無阻滯，則百病之根本拔除矣。其餘方法尚多。如察知病在何處，即將心意凝集於病處，止而勿失，默想病患必除，亦能治病。又如常常凝集心意，止於足底，不論行住坐臥，皆作此想，即能治病。此其理由乃係一切病患，皆由氣血上逆所致，今止心足底，則氣血下降，身心自然調和而病瘳矣。又如了知世間一切皆空，毫無所有，即種種病患，亦是虛誑現象，心不取著，寂然止住，亦能治百病，此為最上乘之用止治病法。維摩經云：「何為病？所謂攀緣。云何斷攀緣？謂心無所得。」此之謂也。

次言用觀治病法。其最普通者，為觀想運心，以六種氣治病是也。云何六種氣？一吹，二呼，三嘻，四呵，五噓，六呬。假如腎臟有病，則於靜坐開始，觀想腎臟，口中微念「吹」字以治之，每次或七遍，或十遍，或數十遍，均隨各人之便；如脾胃有病，則觀想脾胃，口中微念「呼」字以治之；如臟腑有壅滯之病，則觀想臟腑，口中微念「嘻」字以治之；如心臟有病，則觀想心臟，口中微念「呵」字以治之；如肝臟有病，則觀想肝臟，口中微念「噓」字以治之；如肺臟有病，則觀想肺臟，口中微念「呬」字以治之。此六種氣治病，或因病擇用其一，或無病者兼用其六，均無不可。余則每於入坐時，每字各念七遍，如念「呵」字時，確與心臟有感覺；念「呼」字時，確與脾胃有感覺；餘字亦然，學者試行之便知。

又有於呼吸出入時，心中觀想，運作十二種息以治眾病者，此則純屬心理治病之法。何謂十二息？一上息，二下息，三滿息，四焦息，五增長息，六滅壞息，七暖息，八冷息，九衝息，十持息，十一和息，十二補息。此十二息皆從觀想心生。如身體患滯重之病，則呼吸時心想此息輕而上升，是為上息；如身體患虛弱之病，則呼吸時心想此息深而下降，是為下息；如身體患枯瘠之病，則呼吸時心想此息充滿全身，是為滿息；如身體患臃腫之病，則呼吸時心想此息焦灼其體，是為焦息；如身體患羸損者，則呼吸時心想此息可以增長氣血，是為增長息；如身體患肥滿者，則吸呼時心想此息可以滅壞機體，是為滅壞息；如身體患冷，則心想此息出入時身中火熾，是為暖息；如身體患熱，則心想此息出入時身中冰冷，是為冷息；如內臟有壅塞不通時，則心想此息之力能衝過之，是為衝息；如肢體有戰慄不寧時，則心想此息之力能鎮定之，是為持息；如身心不調和時，則心想此息出入綿綿，可以調和之，是為和息；如氣血敗衰時，則心想此息善於攝養，可以滋補之，是為補息。以上十二息治病，蓋利用一種假想觀念，以心意之力，漸漸影響於身體，久久行之，自然有效耳。

至於最上乘用觀治病法，但須返觀吾身吾心，本來是虛妄不實，求身求心，既不可得，更何有於病，故疾病為虛誑中之虛誑現象。如此觀察，眾病自瘳矣。

第六章　證果

修習止觀，其最大目的，即為超出生死大海。苟積修習之功，必得所證之果，種瓜得瓜，種豆得豆，理固然也。然因心量之廣狹不同，其證果乃有小乘大乘之別。

如修體眞止者，了知我身及一切事物，皆虛假不實，悉歸空寂，如是作觀，名從假入空觀。此觀既成，斷除煩惱，證得寂滅，超出生死，不再投生，是為聲聞果。

又如修體眞止者，了知我身及一切事物，皆是仗因託緣，而有虛妄生滅，實則非生非滅，如是亦作從假入空觀。此觀既成，深悟世間一切無常變壞，亦皆如是，朗然覺悟，證得寂滅，超出生死，不再投生，是為緣覺果。

以上二果，皆屬小乘。所以稱小乘者，因其祇知自度，不能度人，心量較狹也。

若夫大乘，則知吾人與眾生，實為平等，應發大慈悲心，不應不度眾生而自取寂滅，於是應修從空入假觀。諦觀心性雖空，而善惡業報，不失不壞，眾生不悟，乃種種顛倒，造作諸業，枉受無量苦惱。我應自度度人，隨眾生根性之不同，為之說法，是名方便隨緣止。住此觀中，雖終日度眾生，而不見眾生可度，平等平等，其心無量，是為菩薩果。然以上所云空假二觀，空是一邊，假是一邊，猶落於二邊，菩薩再進一步功夫，則應息此二邊，契乎中道，了知心性雖空而有，雖有而空。雖空而有，不是頑空；雖有而空，不是實有。非空非假，二邊之見遂息，是為息二邊分別止。如是觀照，通達中道，名為中道正觀。住此觀中了見佛性，自然入一切智海，行如來行，入如來室，着如來衣，坐如來座，獲得六根清淨，入佛境界，是為佛果。

方今末世眾生，根器淺薄，修小乘得果者亦絕不一見矣，況修大乘者乎？故有志修行者，多用禪淨雙修之法。

止觀卽禪門之一法，此法全憑自力了澈本性，如泅水者逆流而上，直窮生死大海，初非易易，故卽身證果者少。

淨卽淨土，此法則依仗阿彌陀佛之力，如得渡船，橫斷生死流，自易達於彼岸，然須信、願、行三者不可缺一，方得有效。信者，深信淨土，毫無疑慮；願者，發願我於臨命終時往生阿彌陀佛極樂國土；行者，念佛功夫力行不怠，功夫積久，自然於命終之時一心不亂，可以見佛往生。此則余所目見耳聞者事實甚多，決非虛語，故余主張禪淨雙修，自他之力兼用也。讀者其有意乎？

佛學大要

蔣維喬

我佛世尊以一大事因緣，出現於世。所謂大事因緣者何？即吾人之生死問題是也。試想人生於世，雖壽有修短，總不過數十寒暑，庸碌者虛度一生，即傑出者能作一番事業，盡世間之責任，然若問吾人究竟歸宿應如何，人生最後之大目的應何在，鮮有不猛然警醒而未易置答者。孔子云：「未知生，焉知死。」蓋孔子但言世間法，故對此問題，存而不論。佛則於世間法外，特重出世間法，目睹眾生生死輪迴之苦，以身作則，舍王太子位，而入雪山修苦行六年，遂成正覺。說法四十九年，慈悲度眾，無非教人超出生死大海，免墮輪迴。此佛教之所由來也。

欲勘破生死關頭，當先知吾人所以流轉生死之根本。此根本唯何？在佛家稱之曰阿黎耶識。照心理學上之三分法，分人心之作用為知、情、意。於意識之外，未能再加推勘，有所深入。無他，凡夫知識之界限，祇到此為止也。佛家則返觀自心，於意識之外，尚窺見幾種心識，乃分人心為八識，以眼、耳、鼻、舌、身為前五識；以意為第六識；此外有第七識，譯名末那，猶言執我也；第八識，譯名阿黎耶，猶言含藏也。推勘至此，始知吾人生死之根本，卽在阿黎耶識。

阿黎耶識何以能為生死根本？蓋此識乃是眞心與妄心和合之識也。此眞心非指吾人肉團之心而言，乃吾人之淨心是也。因其尚與妄心和合，故名之為阿黎耶識。此識中含有「不生不滅」及「生滅」二義，所謂眞妄和合者也。不生不滅是覺，生滅卽是不覺。我輩凡夫祇是妄心用事，念念相續，攀緣不已，無始以來就是不覺，故顚倒於生死海中，莫能自拔。然妄心眞心本為一體，並非二物。眞心譬如海水，妄心譬如波浪。海水本來平靜，因風鼓動遂成波浪，此波浪卽是海水鼓動所成，非另為一物，猶之妄心因眞心妄動而成也。我輩凡夫，病在迷眞逐妄。佛家教人修行，方法雖多，總是教人對治妄念下手。一言蔽之，卽背妄歸眞而已。

然則吾人妄心之生滅形狀若何？大乘起信論中，曾言其生起之相，細者有三，麤者有六。

何謂三細相？一曰無明業相。蓋言眞心不動，則是光明，一經妄動，卽生諸苦。猶如明鏡為黑暗所蔽，故名無明。二曰能見相。眞心不動時，無所謂見，一經妄動，使生妄見。是謂能見相。三曰境界相。吾人軀殼及周圍環境，以及大地山河，皆為境界。以有能見之妄見，遂呈此妄現之境界，實則一切無非幻象，惜吾人夢夢不能覺察耳。此三種細相同時而現，極其細微，不易窺見，而皆由無明所起。所謂「無明為因生三細」也。

何謂六麤？一曰智相。既有境界妄現，我們卽從而有認識。認識以後，卽起分別。遇順境則愛，遇逆境則不愛，皆所謂智也。二曰相續相。因有愛與不愛之念，存於心中，愛則生樂，不愛則生苦，念念相續，無有窮時。以上二相，雖有順逆苦樂，尚未至作善作惡地步也。三曰執取相。既有苦樂，卽有執著。或困於苦境而不能脫離，或耽於樂境而不肯放舍，皆執取也。四曰計名字相。因有執取之境，心中必安立名言，計度分別。前者執取，尚似實際苦樂之境。至於計名字，則並無實境，唯是心中計度，而作善作惡，乃將見於行為矣。五曰起業相。因計度名字必尋名取得實境，遂不免造出種種善惡之業。六曰業繫苦相。既造業必受報，善業善報，惡業惡報，要皆足以束縛吾人，使不得自在。不自在卽苦也。試思在世為人，孰有不為業所繫者乎？此六麤皆由境界而起，所謂「境界為緣長六麤」也。

吾人無論為善為惡，皆是為業所繫。此猶疾病之在身也。佛為醫王，佛法卽醫藥。藥方雖種種不同，而其能治病則一。治病下手之始，最要就是對治妄念。治妄念首在破執。

執有二：一曰我執。吾人自母胎降生後，別種智識，全未發達，而我字之一念必先來。如生而卽知求食，以維持吾之生命是也。下等動物，如遇宰割，亦知叫喚，卽恐喪失其生命也。須知我執為一切罪惡之源。蓋有我則不知有人，人我分別之見愈深，必見於行為而成罪惡也。然刻實論之，我之實在，乃了不可得。善哉！圓覺經云：「一切眾生從無始來，種種顛倒，妄認四大為自身相，六塵緣影為自心相。」何謂四大？卽地、水、火、風。吾身之骨肉性堅者屬地；身中水分性溼者屬水；身中溫度性暖者屬火；身中氣分性動者屬風。六塵者，謂眼、耳、鼻、舌、身、意之六根所對之色、聲、香、味、觸、法之六塵也。經意謂我身是幻，不過四大之虛妄和合而成。此以今之科學證之亦悉符合。如生理學謂吾人之身，不過十餘個原質化合而成，其中舊細胞分裂而變為廢物，新細胞卽發生以補充之，時時代謝，剎那變遷，曾不稍停，七年之間，全身必悉已更換，不過吾人自已不察耳。然吾人年歲日長，面貌必較幼時不同，此卽明證。既吾身全部時時在暗中遷變，然則究將執著吾身之何部以為我乎？昔人指心臟為心，今之生理學證明心臟為發血器，而以腦為知覺之府。實則所謂心者，卽六塵留在腦中之影子。經云：「六塵緣影為心。」語至精，義至當。此緣影卽妄念。妄念時時相續，前念既滅，後念復生，亦剎那不停。吾人果將執著前念以為心乎？抑執著後念以為心乎？皆不可能者也。既知此身心是幻，又何苦不能捨去我見耶？

二曰法執。法執者，凡夫所執及邪師所説之法，分別計度，執為實法，不免墮入邪見，於學佛即有障礙。故非先破我執法執，決不能背妄歸眞，超出生死大海也。

佛法有小乘大乘，自漢時入中國後，盛於晉代六朝隋唐，至今不衰。論其派別，共有十宗。

一成實宗。姚秦時鳩摩羅什，譯成實論，此宗遂傳於中國。六代時最盛。後漸式微。

二俱舍宗。陳眞諦譯俱舍論，佚失不傳，唐玄奘重譯三十卷，盛行於世，遂立為宗，五代以後漸衰。

以上二宗，俱屬小乘。

三禪宗。此宗傳佛心印，不立文字。達摩尊者在梁朝時泛海至廣州，後入嵩山少林寺面壁九年，為此宗東土初祖，至今尚盛行於各大叢林。

四律宗。律宗專講戒律。戒律以不殺、不盜、不淫、不妄語、不飲酒為根本。推之沙彌有十戒，比丘僧有二百五十戒，比丘尼有三百五十戒，皆所以持束身心，學者不可不知也。

五天台宗。北齊慧文禪師建立此宗，傳至第三世智者大師而極盛。以法華經為主。其修持則有止觀法。今浙江之天台山，智者大師遺跡甚多，宗風猶振。

六賢首宗。此宗以華嚴經為主。東晉時初譯於揚州。杜順大師闡發此經奧義。第二傳至賢首國師，作華嚴探玄記，華嚴法門由此大行。

七法相宗。唐玄奘法師遊西域，學瑜伽法門，歸傳此宗，以解深密、楞伽、密嚴等經及瑜伽師地論、成唯識論為主。而成唯識論乃采擷西竺十家之精華而造成者，為研究相宗所必讀之書也。

八三論宗。以中論、百論、十二門論為主，論空有雙超、契悟中道之理。姚秦時鳩摩羅什來茲土為譯經師，遂弘此宗。

九密宗。唐時有中印度人善無畏者，至長安傳此宗，以大日經為主，以持咒等三密為修持。及明代，以末世人情澆薄，傳授恐滋流弊，遂下令禁止，密宗因以不傳。今日本猶流行不衰。蒙藏之喇嘛教，亦密宗之支流也。

十淨土宗。此宗以無量壽經、阿彌陀經、觀無量壽經、往生論為主。晉慧遠禪師結蓮社於江西之廬山，倡導淨土法門。名流之入社者，有百二十三人。至今此法門日益興盛。即各大叢林素修禪宗者，亦無不兼用念佛功夫。以其法極簡要、極宏大，而於我們居士之有俗務者，隨時隨地，皆可修持，尤為相宜。

以上自禪宗至淨土，皆屬大乘。

各宗派別雖不同，而其教人背妄歸眞之修行旨趣，則皆共赴一的。如入城然，或由東門入，或由西門入，或由南門入，或由北門入，所取之徑路不同，而其到達於城則一也。

各宗修持之方法，大致可歸為二類。

一曰理觀。卽小乘之修觀行，禪宗之坐禪參禪，天台宗之止觀，賢首宗之法界觀，法相宗之唯識觀，淨土宗之十六觀，密宗之阿字觀等皆是。

二曰事修。事修者，因吾人之妄念，無非從身、口、意三業而起。若三業並用時，則妄念卽無由而生。試就目前之事，取一以證明之。如吾人看書或聽講時，雖一心專注，而有時尚忽萌雜念。此何故？因看書聽講，僅用意業也。若寫字之時，則雜念卽絕少。此吾人日常經驗所知者。何以故？蓋寫字時，兼用身、意二業也。若三業並用，則妄念不必除而自除矣。故各宗教人事修，身拜佛，手念珠，卽用身業；念經念佛，卽用口業；一心對經對佛，卽用意業。其妙處在此，而其歸著，無非為對治妄念，使人背妄歸眞，超出生死而已。若夫愚夫愚婦之念佛拜佛，一心想求來世福報，雖亦足為將來得度遠因，然非佛教之本旨也。

大抵學界中人，於淨土法門，最難取信。余在曩昔之時，亦犯此病。雖喜看佛經，以為祇須當作哲學研究可耳。其實學佛，重在修持。不修持，於我之身心，了無益處，所謂

「說食不能飽」也。余向看佛經，亦自以為明白。及到京師，頗得見一二善知識，前往請教，接談之下，爽然若失，始知從前所看之經，全然未能了解，其病根即在不修持，未能於自己身心上切實體驗之故。因虛心請益，則知治佛經如儒家之治經學，必先通小學，再窮經義，方有著落。佛經中名相，若求通曉，必須略窺法相宗，然後看經，庶易於領會。相宗以相宗八要解為入門之書。先通曉之，方可閱本宗經論。余於近來又稍稍研究三論，始於佛經所言之理性，澈底明白，方知古來學佛者，或從三論宗入，或從相宗入，確是一定之門徑。楊仁山先生有言曰：「相非性不融，性非相不顯。」蓋相宗則言相之極致，三論宗則言性之極致。若於二宗融會貫通，其於佛典，可以頭頭是道。至余近年來之修持功夫，則以淨土為主，以止觀為輔，將終身行之無敢或懈矣。

今之人輒詆學佛為厭世、為消極，此實全未了解釋迦牟尼佛慈悲濟世之義。夫釋迦說法四十九年，未嘗與社會隔離，何得為之厭世？其捨身度人之宏願，無量無邊，何得為之消極？特恐今人之不善學耳。又今之學佛者，未得佛經中精義，以經中有言及鬼神，輒喜學習扶乩等事，以卜休咎。其實扶乩為神鬼所憑依，或本人潛伏心理之作用，非大菩薩應化常事，亦非佛法中所固有。情識用事，妨礙正念，今人不察，靡然從之，智者亦不能免焉，殊可惜也。

因是子靜坐衛生實驗談

（一名中國醫療預防法）

蔣維喬　著
張贊臣　校

張序

靜坐這一門學問，是亞洲民族所特有的含有高度預防意義的健身法，由於推廣於道家和禪門，所有一般論述也往往披上了宗教色彩，使人難以探得它的眞髓。

一般談靜坐的往往談到胎息經，但此書内容簡略，初學者始終無法體會。此外，叢書中對這一類的書雖常有收錄，如脈望和至游子等等，然流傳很少，而且正如本書編者所說，無非是坎離丹汞等理論，使人墮入五里霧中，難以自拔。這是靜坐法不能很好發展的最大原因。現在由於人民政府正確對待祖國文化遺產的號召，靜坐法的實際價值已被人重新注意起來，在刊物上曾有專門討論這一問題以及實踐報導的文字發表，這是值得我們重視的。雖然靜坐法的理論基礎到今天還沒有得到更科學的說明，但它的實際效用是無可否認的。祇要它與人民保健有益，我們今後就必須予以推廣。

我國用通俗筆法來討論靜坐法的書，自然首推鄉前輩蔣竹莊先生早年所編寫的因是子靜坐法一書，因為他的書已擺脫了道家的玄學色彩，所以十分受人歡迎。目前我們敬愛的靜坐前輩蔣先生又出其數十年的經驗而寫成此書，理論的修正和内容的充實，當然遠出前書之上。紙貴洛陽，可以預卜。

我對靜坐的意義，以前雖在先師謝利恒先生處聽到一些，因為我不是實行家，沒有什麼體會，所以也寫不出什麼話。不過我從蔣先生的老當益壯、精神矍鑠的表現中看去，無疑地，這就是長期靜坐的偉大成效。我看到先生手寫的本書原稿，竟不像一個八十多歲老人的手跡，使我欣羡、欽慕。因此，對靜坐的信心也就無比的高漲起來，懊悔自己不曾去學習。

究竟靜坐是怎麼一回事，有哪些成就，讀者可在本書中獲得明確的解答，不必我再來辭費。我想提出來和讀者討論的卻有下列幾點。

第一，研究靜坐，我們必須提高到巴甫洛夫學說的理論基礎上來理解，它不外乎使大腦在一定程度的休息情況下以調節內在和外在的矛盾。

第二，本法的實行並不限於坐式，古時也有人採用卧法的，這在刊物上已有人提到。我曾聽說有人因不慣於坐式而不敢嘗試，或者恐怕不用坐式便收不到預期的效果，其實這些顧慮都是不必要的。

第三，有些人對靜坐的效果不肯相信，正因為作用的顯現也因各人的神經類型有遲速之異，而且必須親身實踐纔能體會，這也是影響本法不易發展的因素。我們必須相信本書中所說的都是老實話，這樣就會把無謂的疑慮全盤取消，學習的障礙也可以隨之而消除。

第四，本書雖沒有道家理論滲入，但作者在某些地方卻引用了佛門的例證，我在這裏要鄭重指出：蔣老前輩對於佛學固然極有修養，但他的目的祇在貫徹「定功」，決不是在談宗教，請勿誤解。雖然作者在書中也已提到，我特地在這裏再重複一句，以免人們發生「闢道仍入於釋」的歪曲想法。

今因校讎本書之便，特把我個人對靜坐法的感想和一些不成熟的意見附帶寫出，希望作者和讀者賜以批評、指教！

張贊臣　一九五四年十一月六日

第一章 緒言

寫這書的本意，是有鑒於我國上古一直傳到如今的醫療預防法極有價值，不過遺下來的書籍，滿紙是陰陽五行、坎離鉛汞等代名詞，叫學者沒有方法去了解，理論又涉於神秘，所以不能廣泛流傳。我本想寫一冊明白曉暢的書，公諸當世，然沒有功夫，擱置多年。到一九一四年（我那時四十二歲）看見日本流行的岡田式靜坐法，他說這是他發明的，我乃不能再自遲回，於是寫了一冊因是子靜坐法公世。「靜坐」兩字，我國人老早用過，宋朝理學家，多用靜坐功夫；明朝袁了凡有靜坐要訣一書行於世，實在與「禪定」的意味相同。不過「靜坐」這兩個字很為響亮，通俗易解，我也就取用這個名詞。

人們本有四種威儀，叫行、住、坐、卧，唯有坐的時候，全身安定，最容易下手，所以不論道家、佛家，都採用趺坐的方法。平卧時候，也可做這功夫。功夫到極其純熟，走路時，停住時，也能够動中取靜，心不外馳，那是不容易的。

我的原書出版以後，銷路極廣，大約到一九一八年（我那時四十六歲），我又採取佛教天台宗的止觀法，撰成靜坐法續編公世。兩書不脛而馳，重版數十次，到如今又經過三十六年（我現年八十二歲），積了不少經驗，證實了「奇經八脈」的通路，可以供醫療預防的參考。

這書從原理、方法、經驗三方面加以說明，但比前兩書豐富得多。

第二章　靜坐的原理

第一節　「靜」字的意義

地球一刻不息在那裏轉動，我們人類在地球上面，比螞蟻還小得多，跟著地球去動，自己一點不知道，但自己無時無刻也在自由行動，即使睡眠時，心臟的跳動，也絕不能停止。這樣說來，宇宙間都是一種動力，哪裏有靜的時候。所以靜與動，不過相對的名稱。我們自己身心有動作，與地球的動力相反，這就叫做動；我們自己没有動作，與地球的動力適應，這就叫做靜。

人們在勞動以後，必須加以休息。譬如廠中勞動的工人，勞動多少時間，必有休息時間；在學校勞動腦力的教師，教學五十分鐘，也必休息十分鐘：這休息就是靜。不過這種的靜，不是身心一致的，有時身體雖然休息，心中恰在胡思亂想，所以不能收到「靜」字的眞正效驗。

第二節　身心的矛盾

人們有身與心兩方面，不去返省，也就罷了，若一返省，那麼身與心，沒有一刻不在矛盾中間。例如做一件壞事，不論是好人是壞人，在沒有做的時候，他們的良心第一念，總知道這事是不應該做的，然身體不服從，良心為慾望所逼迫，就去做了，做後追悔，也來不及了，這就是身心的矛盾。古人說：「天理與人欲交戰。」若是比較好的人，在沒有做的時候，把良心去制止人欲，就是良心戰勝人欲，也就是矛盾的調和。這矛盾究竟從哪兒來的呢？因為宇宙間的事事物物，沒有一件不是相對的，既然相對，就必定相反。舉眼望空間，就有東西、南北、大小、高低、長短、方圓等等；再看時間，就有古今、去來、晝夜、寒暑等等；再看人事，就有苦樂、喜怒、愛憎、是非、善惡、邪正等等。可見我們所處的內外環境，一舉一動，沒有一處不是相對的，也就沒有一件不是矛盾的。矛盾既是對待而有，也就能相反而成，所以素有修養的人，身心清靜，沒有一點私意夾在裏面，碰到矛盾，就能夠憑良心的指導，去把它調和，這是靜坐最初步的效驗。

第三章　靜坐與生理的關係

靜坐能影響全部生理，外而五官四肢，內而五臟六腑，殆沒有一處沒有關係。然這裏不是講生理學，未便一一列舉，祇可就極有關係的神經、血液、呼吸、新陳代謝四種來說說。

第一節　神經

向來我們總是把身與心看作兩樣的東西，自從蘇聯大生理學家巴甫洛夫發明大腦皮層統轄全身內在與外在環境的平衡而起種種反射作用，因外在環境的改變，刺激了感受器，又能影響大腦皮層的活動，因此人類精神與肉體更不是兩樣的，而是一個有秩序的現象，是統一的，不能分離的。

反射有「無條件反射」及「條件反射」兩種方式。

無條件反射是先天性的，不學而能的，比較簡單的。例如物體接近眼睛的時候，眼瞼一定作急閉的反應，鼻孔受刺激引起打噴嚏，喉頭受刺激要咳嗽或嘔吐，手碰到熱湯一定要回縮，這都是無條件反射。

無條件反射決不够應付生活上千變萬化的環境，但積聚許多無條件反射，由大腦皮層作用，就能前後聯繫起來成為「條件反射」。例如梅子味酸，吃了口中流涎，是無條件反射；後來看見梅子，不必入口，就能望梅止渴，這是條件反射。這樣我們對內外一切事物的反應範圍，就十分擴大了。

我們的思想日益發展，又有語言文字的第二信號去代替實際事物的第一信號的刺激，這樣條件反射就可達到沒有止境的廣大範圍了。

反射具有兩種作用，就是抑制或興奮作用。神經受刺激，大腦命令全身或局部發生興奮，興奮到相當程度，又能發生抑制作用。

那麼靜坐與神經有什麼關係呢？

大腦反射，在我們習慣上說起來，就是妄念，妄念一生一滅，沒有停止的時候，容易擾亂，非但叫心裏不能安靜，並且影響到身體。例如做一件秘密事體，偶然為人揭穿，必然面紅耳赤；又如碰到意外驚恐，顏面必現青白色：這就是情緒影響到血管，蓋慚愧時動脈管必舒張，驚恐時靜脈管必舒張的緣故。又如愉快時則食慾容易增進，悲哀時雖見食物也吃不進，這是情緒影響胃腸機能的緣故。這種例子很多，所以我們必須叫精神寧靜，反射作用正常，使植物性神經系統兩種功能對抗的平衡，庶幾身心容易達到一致。然妄念實是最難控制的，唯有從靜坐下手，反覆練習，久而久之，可以統一全體，聽我指揮。古人說「天君泰然，百體從令」，就是此意。可見，靜坐與神經的關係是非常密切的。

第二節　血液

血液是人們生活的根源，循環全身，没有一刻停止。這個循環系統，包括心臟與血管兩大部份。心臟是中心機關，身體各部份的紅色血液（動脈血）都從心臟輸出，同時各部分紫色血液（靜脈血）也都回歸到心臟；血管是輸送血液的管道，輸送血液到身體各部分的叫動脈管，輸送血液回歸心臟的叫靜脈管。這血液循環的工作，在保持全體血流的均衡，叫各部分的活動配合總體的要求而發展，所以循環的工作也隨時跟着全體活動而變異。當身體某一部分活動特别强烈時，這一部份血液循環特别旺盛，以集中多量血液，如飽食時胃部血液比較的集中，運動後則四肢充血；反之，在活動較少部分，則血液的容積也就較少。這樣在一健康身體的各部分，於一定時間内所得到的血量，既不缺乏，也不過多，方能保持正常的循環工作。

血液所以能够周流全身，繼續不停，固然是靠心臟與血管有舒張及收縮性，但必在一個總的領導之下，方能沒有偏頗的弊病。擔負這個領導的就是中樞神經，尤其是大腦皮層。

巴甫洛夫說：「從腦脊髓傳至心臟與血管的神經，一為興奮性，一為抑制性。前者叫心動加速，血管口徑縮小；後者叫心動變弱變慢，血管口徑弛張。這兩種作用維持着一定的交互關係，使循環系的活動能够得到調節。」

血液循環一有停滯就會生病，所以不論中西醫生診病時，必先指按脈搏。血液停滯，有內在的原因及外來的原因。

內在的原因：（一）內臟雖統轄於中樞神經，受脊髓神經及植物性神經（交感和副交感神經）的支配，與大腦是間接的，疾病潛伏時期，引起異常反射，血行也不正常；（二）常人全身血量，大半儲於腹部，腹部筋肉柔軟無力，有時不能把血儘量逼出去，以致多所鬱積，使其他各部失調；（三）內臟器官，我們不能隨意直接指揮它，血液如有遲滯，非但不知不覺，就是知道了，也衹有到疾病發作時請教醫生，自己別無辦法；（四）心臟跳動，對於動脈管的發血，接近而有力，至於靜脈管的血，從頭部四肢回入心臟時候，距離心臟跳動較遠，力量較弱，比較容易停留在腹部。

外在的原因，是寒暑、感冒、外傷等物理的和化學的刺激，使血液循環失調，更為顯而易見。

靜坐的功夫，把全身重心安定在小腹，練習日久，小腹筋肉富有彈力，就能逼出局部鬱血，返歸心臟，並且內臟的感覺漸漸靈敏，偶有失調，可以預先知道，因此血液循環十分優良，自然不易生病。這種醫療預防法，比較在疾病發生後再去求治，其功效是不可以比擬的。

第三節　呼吸

呼吸對於人們的生活機能，關係十分重要。人們都知道飲食所以維持生命，不飲不食就要饑渴以至死亡。殊不知呼吸比飲食更加重要。人們若斷食，可挨到七天尚不至死，倘一旦閉塞口鼻，斷了呼吸，恐怕不到半小時就要死的，這是呼吸比飲食重要的證據。人們要得飲食，必須金錢，要得金錢，必須靠勞動，至於呼吸，可在大氣中隨時取得，不費一些勞力及金錢，所以常人祇知飲食的重要，不知呼吸的重要，原因就在這裏。

人體活動所需要的能量與熱量，主要來源是食物的氧化。胃臟好比機器的鍋爐，食物消化好比鍋爐的燃燒，物理學的公例，燃燒必須氧氣，燃燒以後必產生二氧化碳（舊稱炭酸氣），氧化過程所需要的氧氣與產生的二氧化碳都是來自大氣中，回到空氣中的。這種身體內外氣體交換的過程，總稱為呼吸。氧氣吸入時，係先到肺部，由肺部轉到心臟，使靜脈血變為動脈血，依動脈管的輸運而分布於身體各部，然後脫離血管而入於組織，以供細胞的利用。細胞所產生的是二氧化碳，這氣有毒，必須排除，就循相反的路徑，由靜脈管的輸運回到心臟，由肺達口鼻，向外呼出。氣體出入肺臟，主要依靠胸部肌肉及膈肌（橫隔膜）的運動，總稱為呼吸運動。這運動日夜不停，終生沒有休息（克實說來，心臟一跳一停，呼吸的一出一入，中間也有極短的休息），所以能夠作到這一點，全由於中樞神經的指揮，而達到氣體出入的平衡。

呼吸運動：當吸氣時，空氣從鼻孔經咽喉而至氣管，然後由支氣管及小支氣管而入肺部；當呼氣時，肺泡中的氣仍由原路而出。肺分左右兩部，左肺兩葉，右肺三葉，生理學者估計人肺全部的肺泡數目，為七点五萬萬，其總面積在七〇平方米左右，約有五五平方米的面積具有呼吸功能。這一面積，比起人們身體表面的總積來，約大三十餘倍。想不到一個小小胸腔內，竟能容納那麼廣大的面積，可見肺的結構之精巧了。

呼吸時氣的出入，雖然也有氮氣及水蒸瀛夾雜在內，但無關緊要，主要在吸入氧氣，呼出二氧化碳，使靜脈管中的紫血變成紅血，再輸入動脈管，所以血液循環，全靠呼吸運動來幫助。這種循環，約二十四秒鐘全身一周，一晝夜三千六百周。人們呼吸次數，一晝夜二萬餘次，所吸清氣，共三百八十餘方尺。每人體中血液，平均以二升五合計算，它所澄清的血液，有一萬五千餘斤。這種偉大的工作，人們通常竟不能覺知，眞是奇妙。

一呼一吸叫「一息」，人們生命寄託在此，一口氣不來，便要死亡。靜坐功夫，正對這生命本源下手。古往今來，無論衛生家、宗教家，均要練習呼吸。初步入門是這個，練到成功，也離不了這個。

第四節　新陳代謝

新陳代謝是一切有生命的物體所共有的特性，乃是生命活動的基本特徵，也是生物與非生物最重要區別的所在。進化到了人類，新陳代謝更是最基本的生理活動。祇是人類的身體結構，已變得極端複雜，新陳代謝所需要的養料與氧氣，都必需經過一套極複雜的過程，方纔到達於組織，而組織中的新陳代謝所產生的廢物，也必須經過極複雜的過程，方能輸出於體外。人體排洩的廢物，也不外乎固體、液體、氣體三種：固體、液體從大小便及皮膚汗孔排出，氣體則由肺部及口鼻排出，而以氣體尤為重要。上文所舉的血液循環及呼吸，就是完成新陳代謝的輔助活動，而中樞神經系統更是保證新陳代謝作用在各種過程能夠順利進行所必需。

新陳代謝過程分為兩方面。一是組織代謝，包括身體組織的建設與修補及能量原料的儲藏。未成年的人發育沒有完全，建設方面多；已成年的人發育完全，則修補方面多。二是分解代謝，包括組織的分解及能量原料的分解。無論哪一種分解，都要產生動能、熱能，熱能產生後，一部分用來維持體温，多餘的就迅速放散於體外。這樣說來，新陳代謝的過程，它包括兩種相連續而不可分的步驟：一是組織或養料的合成與分解；二是能量的產生與利用及放散。這新陳代謝，使我們全身的細胞，舊的時時刻刻在分解，新的時時刻刻在產生。據生理學者估計，一個人的細胞，不斷的在那裏更換，經歷七個年頭，實際上已經另換了一個身體。我們衹要對鏡看看自己的面孔，青年與幼年不一樣，中年與青年又不一樣，至老年更不一樣，就可證明新陳代謝暗中在更換我們的身體，我們卻一點不知道，眞太呆了。

靜坐能使中樞神經寧靜，完全它的指揮功能，使血液循環優良，呼吸調整，幫助新陳代謝作用，這效力是極大的。

第四章　靜坐的方法

靜坐前後的調和功夫

甲、調飲食

人身譬如機器，機器轉動必須加油加煤，人身運動就必須飲食。飲食先經過口腔的咀嚼，與唾液混和，再由胃液的消化變為糜粥狀，轉入小腸，所有各種食物，必須在小腸裏消化完畢，方變成乳狀的養分，入於血液，以供全身的利用。可知飲食與生命有重大關係。然吃的東西若過多，胃腸不能儘量消化、吸收，反要把未消化的餘物排洩於體外，叫胃腸加倍工作，結果必致氣急身滿，靜坐不得安寧；又吃的東西若太少，就有營養不足、身體衰弱的顧慮，也於靜坐不相宜：所以飲食必需調勻。我們的習慣，總喜歡多吃，最不相宜。應該在進食以後，略有飽感，就卽停止。古人說：「體欲常勞，食欲常少。」這句話極有意味。又食物不宜過於厚味，能够蔬食更好。凡在吃飽的時候，不宜靜坐，通常要在食後經過兩小時，方可入坐；早晨起來，盥洗以後，但飲開水，空腹入坐，也最適宜。

乙、調睡眠

人們勞力、勞心以後，必須有休息的時間，以回復其體力。睡眠乃是最長久的休息。常人以睡眠八小時為度，過多就叫精神困昧，於靜坐極不相宜；過少則體力沒有完全恢復，心境虛恍，也於靜坐不宜。所以睡眠必須有定時，有節制，常常叫神志保持清明，方纔可以入坐。每夕入睡前，可在床上入坐，或者半夜睡醒後，起身入坐。入坐後，如覺得睡眠還不足，就再睡一下也可。總之，睡眠不可過多，也不可過少，方為合理。

丙、調身

端正身體的姿勢，叫作調身。調身於坐前、坐時、坐後都要注意。

身體的動作，有行、住、坐、卧四種威儀，修靜的人，平常行住進退，必須極其安詳，不可有麤暴舉動，舉動若麤，則氣也隨之而麤，心意輕浮，必定難於入靜，所以在坐前，應預先把它調和。這是坐前調身的方法。

到入坐時，或在床上，或在特製的坐櫈上，須要解衣寬帶，從容入坐。先安置兩脚：若用趺坐（雙盤），就把左脚小腿曲加右股上面，令左脚掌略與右股齊，再把右脚小腿牽上，曲加於左股，使兩脚底向上，這時兩股交叉呈三角形，兩膝蓋必緊着於褥，全身筋肉，好像張弓，不致前後左右欹斜，乃是最正確的姿勢；然年齡稍長的人恐學不來，則可改用半趺（單盤），單以左腳小腿曲置右股上，不必再把右腳小腿牽加於左股上面；　更有並單盤也不能做到，可把兩小腿向後交叉於兩股的下面也可。　次要安置兩手：　把右掌的背疊在左掌上面，貼近小腹，輕放在腿上。　然後把身體左右搖動七、八次，就端正其身，脊骨勿挺勿曲，頭頸也要端正，令鼻與臍如垂直線相對，不低不昂，開口吐腹中穢氣，吐畢，把舌頭抵上齶，由口鼻徐徐吸入清氣三次至七次，多寡聽人的便。　於是閉口，唇齒相著，舌仍舊抵上齶，再輕閉兩眼，正身端正，兀然不動。　坐久若微覺身體或有俯仰斜曲，應隨時輕輕矯正。　這是坐時調身的方法。

坐畢以後，應開口吐氣十數次，令身中熱氣外散，然後慢慢的搖動身體，再動肩胛及頭頸，再慢慢舒放兩手兩腳，再以兩大指背互相摩擦生熱以後，擦兩眼皮，然後開眼，再擦鼻頭兩側，再以兩手掌相搓令熱，擦兩耳輪，再周遍撫摩頭部以及胸腹、背部、手臂、足腿，至足心而止。　坐時血脈流通，身熱發汗，應等待汗乾以後，方可隨意動作。　這是坐後調身的方法。

丁、調息

鼻中氣體出入，入名為吸，出名為呼，一呼一吸為一息。　靜坐入手最重要功夫，就在調息。　呼吸有四種相。

（一）喉頭呼吸： 普通的人，不知衛生，呼吸短而且淺，僅僅在喉頭出入，不能盡肺葉張縮的量，因此達不到徹底吸氧吐碳的功用，血液循環不能優良。

（二）胸式呼吸： 這比較前面稍好，氣體出入能够達到胸部，充滿肺葉，體操時的呼吸運動，就做到這地步。然以上兩種仍不能算作調息。

（三）腹式呼吸： 一呼一吸，氣體能够達到小腹。在吸氣時，空氣入肺，充滿周遍，肺底舒張，把膈肌壓下，這時胸部空鬆腹部外凸； 又呼氣時，腹部緊縮，膈肌被推而上，緊抵肺部，使肺中濁氣儘量外散。這方是靜坐的調息。學者應該注意，呼吸時絲毫不可用力，要使鼻息出入極輕極細，漸漸深長，自然到達腹部，連自己耳朵也不聞鼻息出入的聲音，方是調相。

（四）體呼吸： 靜坐功夫，年深月久，呼吸深細，一出一入，自己不覺不知，好像入於無呼吸的狀態，雖然有呼吸器官，若無所用之，而氣息彷彿從全身毛孔出入，到這地步，乃達到調息的極功。

學者在平常時候，應該注意鼻息出入，不可麤淺，宜從喉胸而漸達腹部。是為坐前調息的方法。

在入坐時，息不調和，心就不定，所以必使呼吸極緩極輕，長短均勻。也可用數息法，或數出息，或數入息，從第一息數至第十，然後再從第一息數起，若未數至十，心想他事，以至中斷，就再從第一息數起，反覆練習，久久純熟，自然息息調和。這是坐時調息的方法。

因調息的緣故，血液流通，周身温熱，在坐畢時，應該開口吐氣，必待體中温熱低減，回復平常狀態後，方可隨意動作。這是坐後調息的方法。

戊、調心

人們自有生以來，就是妄念用事，念念生滅不停，所謂意馬心猿，最不容易調伏。靜坐的究竟功夫，就在能否調伏妄心。

人們在四項威儀中，未入坐時，除卧以外，就是行與住，應該先對這兩項威儀常常檢點。一言一動，總須把心意放在腔子裏，勿令馳散，久久自然容易調伏，這是坐前調心的方法。

至於入坐時，每有兩種心象：一是心中散亂，支持不定；二是心中昏沈，容易瞌睡。大凡初學坐的人，每患散亂；練習稍久，妄念減少，就容易昏沈：這是用功人的通病。治散亂的病，應當一切放下，看我的軀體也是外物，不去睬它，專心一念存想小腹中間，自然能够徐徐安定；治昏沈的毛病，可把這心提起，注意鼻端，使精神振作。大抵晚間靜坐，因白天勞倦，易入昏沈，早晨入坐就可避免。又可用前面數息方法，從一到十，數得不亂，久久習熟，心與息相依，則散亂昏沈兩病，都可避免。這是坐時調心的方法。

坐畢以後，也要隨時留意，勿再胡思亂想。這是坐後調心的方法。

以上調身、調息、調心三法，實際係同時並用，為文字記述便利起見，乃分作三節，讀者應該善於領會，切勿逐節分割去做。

第五章　止觀法門

靜坐時候，身體四肢，安放妥當，呼吸調勻，祇是這個心，最難調伏。人們的心，一向是追逐外物，如今要把它收回來，放在腔子裏，眞不是容易的事體，這時應該耐心練習止觀法門。

學者對前面的調和功夫，做得有點成效以後，應進一步學習止觀；　就是調和功夫沒有得到成效，一直學習止觀也是可以的。

止是停止，把我們的妄心停止下來。妄心好比猿猴，一刻不停，怎樣下手呢？　我們要猿猴停止活動，祇有把它繫縛在木樁上面，它就不能亂跳了。修止的第一步，叫繫緣止。妄心的活動，必定有個對象，不是想一件事體，就是想一樣東西，這依附的事物，叫做緣；　妄心忽想甲，忽想乙，忽想丙、丁等等，叫做攀緣。我們把這個心念繫在一處，比如把鎖繫住猿猴，所以叫做繫緣止。這個止法有好幾種，今就通常適用的舉出兩種。

（一）繫心鼻端：　把一切妄想拋開，專心注視鼻端，息出息入，入不見它從哪裏來，出不見它從哪裏去，久而久之，妄心就慢慢地安定下來。

（二）繫心臍下：人們全身的重心在小腹，把心繫在這個地方，最為穩妥。這時應該想鼻中出入的息像一條垂直的線，從鼻孔喉管逼直通至小腹，久後不但妄心漸停，並且可以幫助調息功夫。

學習繫緣止，稍微有點純熟，就可進修制心止。什麼是制心止呢？前說的繫緣止是就心的對象方面下手，今制心止直從心的本體上下手，就是看清我們心中念頭起處，隨時制止它，斷除它的攀緣。這比繫緣止為細密，是由麤入細、由淺入深的功夫。

再進一步，要修體眞止，更比較制心止為高。前面兩法，還是修止的預備工作，這法乃是眞正的修止。什麼叫做體眞止呢？體是體會，眞是眞實。仔細體會心中所想的事物，倏忽即已過去，都是虛妄，了無實在，心中不去取著，洞然虛空，所有妄想顚倒，不必有意去制它，自然止息。沒有虛妄，就是眞實，心止於此，故叫它體眞止。至於修體眞止的方法，應該在靜坐時候，閉目返觀我的身體，自幼而壯、而老、而死，細胞的新陳代謝，刻刻變遷，刹那不停，完全虛假，並沒有實在的我可以把握得住。又返觀我的心念，念念遷流，過去的念已謝，現在的念不停，未來的念沒到，究竟可以把住哪一個念為我們的心呢？可見妄心一生一滅，都是虛妄不實，久久純熟，妄心自然會停止，妄心停止，那就是眞實境界。

學靜坐的人，起初是心思散亂，把持不住，這叫做散亂。散亂是心向上浮，治散亂的方法，就要用止。止而又止，心思漸漸收束，不知不覺，坐下不久，又要打瞌睡，這叫做昏沈。治昏沈的方法，就要用觀。觀不是向外觀，是閉目返觀自心，也有三種。

一叫空觀。觀宇宙中間一切一切的事物，大至世界山河，小至我的身心，都刻刻在那裏變化，没有絲毫實在，都是空的，提起這心，觀這空相，叫做空觀。

空觀練習稍久，入坐後再看這心，念頭起處，每一念頭必有一種對象，對象不是一事，就是一物。世間的事物，都是內因外緣凑合而成，今姑舉一例：譬如五穀種子能够生芽，是內因；水土能够養育種子，是外緣。若把種子藏在倉裏，不去播種，就永不能够生芽，因為祇有內因，缺乏外緣，因緣不凑合之故。又如有田土，有水利，你若不去下種，也永不能够生芽，因為祇有外緣，缺乏內因，因緣也不凑合之故。凡世間的事物，都是因緣凑合卽生，因緣分散卽滅，我們心中念頭的起落，也是這等假像，絲毫不可執著。如此觀察，叫做假觀。

從相對方面看來，空觀是屬於「無」的一邊，假觀是屬於「有」的一邊。功夫到此地步，還不算完全，應該再為精進，觀空時不去執著空，觀假不去執著假，離開空假兩邊，心中無依無著，洞然光明，這叫做中觀。

上述止觀法門，表面好像有些區別，實則不過在修持時候，心的運用方向，或有時偏於止，或有時偏於觀罷了。克實說來，就是念念歸一為「止」，了了分明為「觀」，止時決不能離開了觀，觀時也決不能離開了止。學者切勿拘泥文字，應該隨時活用為要。

第六章　六妙法門

上文第四章所講的調和功夫，雖然把調身、調息、調心三者並說，仍偏重在身的方面；第五章所講止觀法門，則偏重在心的方面；這章六妙法門，則着重在息的方面。息是生命的本源，假如一口氣不來，那時身體便是一個死物，神經不再有反射作用，心也死了，生命就此完結。唯有依靠這息，把身心兩者聯結起來，方能維持這個生命。鼻孔氣體的出入，就依靠這個息。我們肉眼雖然看不見氣體，而氣體確是有形質的，有形質就是物，既是物，那就屬於身體的一部分。我們知道息有出入，能够知道的就是心，它屬於精神的一部分。可見，這息所以能够聯結身心，就因為它的本身也是身心一部分的緣故。

六妙法門專教人在這個息上用功，是靜坐徹始徹終的方法。學者修習止觀以後，進修這法固然可以，就是沒有修習止觀，一直學這法門，當然也可以的。

六妙門有六個名稱：一數，二隨，三止，四觀，五還，六淨。

什麼叫數呢？就是數息。數有兩種：（甲）修數。學者入坐後，應先調和氣息，不澀不滑，極其安詳，徐徐而數，從一數至十，或數入息，或數出息，聽各人的便，但不應出入都數。心注在數，勿令馳散，若數不到十，心忽他想，應該趕速收回，從一重新數起，這叫修數。（乙）證數。數息日久，漸漸純熟，從一到十，自然不亂，出息入息，極其輕微，這時覺得用不着數，這叫證數。此後應該捨數修隨。

隨也有兩種：（甲）修隨。捨掉前面數法，一心跟隨息的出入，心隨於息，息也隨於心，心息相依，綿綿密密，這叫修隨。（乙）證隨。心既漸細，覺息的長短可以遍身毛孔出入，意境寂然凝靜，這叫證隨。久而久之，又覺得隨息還是嫌麤，應該捨隨修止。

止也有兩種：（甲）修止。不去隨息，把一個心，若有意，若無意，止於鼻端，這叫做修止。（乙）修止以後，忽然覺得身心好像沒有，泯然入定，這叫證止。用功到這地步，學者應知定境雖好，必須用心光返照，令它明了，不著呆於止，這時應該修觀。

觀也有兩種：（甲）修觀。這時於定心中細細審視，微細的息出息入，如空中的風，了無實在，這叫修觀。（乙）如是觀久，心眼開明，徹見息的出入已周遍全身毛孔，這叫證觀。此處止、觀兩法，雖然與上章的止觀名字相同，而意義略異。因為上面所說止觀是從心下手的，這裏的止觀是從息下手的。修觀既久，應該修還。

還也有兩種：（甲）修還。我們既然用心來觀照這息，就有能觀的心智，所觀的息境。境與智對立，是相對的，不是絕對的，應該還歸於心的本源，這叫修還。（乙）這能觀的心智是從心生，既從心生，應隨心滅，一生一滅，本是幻妄，不是實在。須知心的生滅，好比水上起波，波不是水，波平方見得水的眞面目。心的生滅，一如波浪，不是眞心，應觀眞心本自不生，不生故不有，不有故卽空，空故無觀心，無觀心也就沒有觀境，境智雙亡，這叫證還。既證已，尚存一還相，應當捨還修淨。**蒲團子按** 「止」「觀」「還」三部分中的「（乙）」係我所加，原文無。

修淨也有兩種：（甲）修淨。一心清淨，不起分別，這叫做修淨。（乙）證淨。心如止水，妄想全無，眞心顯露，也不是妄想以外另有個眞心，要知返妄就是眞，猶如波平就是水一樣，這叫證淨。

以上六妙門，數與隨為前修行，止與觀為正修行，還與淨為修行的結果。因此六門中間，以止為主，觀祇是幫助這個止，叫它了了明明，然後能夠得到還與淨的結果。

第七章　我的經驗

第一節　少年時代

我自幼多病，身體消瘦骨立，夢遺、頭暈、腰酸、目眩、耳鳴、夜間盜汗，種種徵象，不一而足。偶然出門，走不到半里路，就脚軟乏力，不能舉步。到十五六歲時候病象更多，怔忡、心悸、潮熱往來。記得十七歲的春天，每天午後身體發熱，到明天早晨熱退，綿延到十八歲的夏天方愈。當疾病厲害時，也常常請醫生診治服藥，然一點效驗也沒有。家中有一部中醫書叫醫方集解的，它的末了一卷，說及癆病不是方藥所能治，必須自己靜養，可慢慢的轉弱為强。書中引用有道家的小周天方法，教人下手修養，我乃照樣學習，果然有效。然疾病發作時，學習就比較認真，一到病好，又復拋棄，沒有恒心去作。到十九歲後，諸病雖然沒有離身，比較以前已略顯轉弱為强的功效。

年二十二歲娶妻以後，自以為身體較健，把靜坐功夫完全拋卻，又不曾實行節欲，於是舊病復發，加以飲食不節，漸成胃擴張病。食管發炎，胃中嘈雜，常常想吃，食物到口，又吃不進去。到二十七歲的春天，仲兄因患肺疾而死，我也被傳染。二十八歲時，得了咳嗽的病，不久就吐血，經過三個月，病勢日日增加。於是下最大決心，屏除一切藥物，隔絕妻孥，獨自一人，別居靜室，謝絕世事，繼續行持靜坐功夫，規定每天子、午、卯、酉四次，每次一小時至二小時。如是將近三個月，每入坐後，小腹漸漸發熱，熱力一次一次的增加，在小腹中動盪有似沸湯。至五月二十九之夕，小腹中突然震動，這一股熱力衝開背脊骨末端的尾閭，沿夾脊交感神經而上（中國醫經稱為督脈）達於後腦，這樣連夕震動六次，慢慢停止。計算從三月初五日繼續靜坐，到這時候為止，不過八十五天。以後每次入坐，熱力依此熟路上達於頂，不再震動。我經過這一次震動，身體好像另換了一個，非但種種毛病一朝全愈，而且步履輕健，一舉足能走數十里，也不覺疲乏。從此以後，靜坐功夫不再間斷。

二十九歲時，為生計問題，受聘去當教讀先生，纔改為每天早晚二次。是年三月二十八日早晨，小腹熱力復震動，沿夾脊上升，衝擊後腦，連震三天，後腦骨好像豁然而開，這股熱力乃盤旋於頭頂，以後每次入坐都如是，遵循熟路，也不復震。至是年十月初五日半夜，小腹復震盪，旋於頭頂的熱力，卻由相反方向直從顏面而下（避開口鼻），分為兩路，至喉嚨復合為一，沿迷走神經循胸部而下入小腹（醫經稱為任脈）。此後每次入坐，這股熱力就從尾閭循背後夾脊上升至頂，再由顏面下降至胸腹，督任循環不已，循行熟路，也不復震。以後，除偶患外症須醫療外，往往終年可不生病。這是預防治療的實驗。

第二節　中年時代

三十一歲到上海後，研究哲學、生理、心理、衛生諸書，和我的靜坐功夫細細印證，頗多領悟，乃以科學方法，說明靜坐的原理，掃除歷來陰陽五行、鉛汞坎離等說，出版因是子靜坐法（一九一四年）。這時我年四十二歲。

四十三歲第二次到北京，這時我已研究佛學，京中的道友都說，我的靜坐法是外道，必須改正。這時正逢諦閑大師在北京講圓覺經，我乃從師問止觀法門，改修天台宗的止觀。友人又慫恿我另外寫一本靜坐法，我乃依據童蒙止觀及釋禪波羅密次第法門而出版因是子靜坐法續編。從這以後，我一直修止觀法。

第三節　修習東密

到五十四歲時候，上海道友有十數人，要從持松阿闍黎修東密十八道。其時我對於密宗還沒有十分信仰，因為友人一定拉我加入，以便知悉密教究竟的內容，我就以好奇的心理前去參加。結果因為儀軌繁重，而且正在光華大學教書，功課又多，不能兼顧，使我不得不暫時放棄。但是我修習止觀法，卻並沒有中止。

第四節　生理上的大變化

童蒙止觀中說，修定時善根發相，有八種觸，輕、暖、冷、重是體，動、癢、澀、滑是用。在我的實驗看來，這八種並不是同時齊發，祇不過先後發生幾種。當我在二十八九歲時所發的是輕、暖、動三種：　坐久以後，覺全身輕若鴻毛，這是最先的感覺；　後來小腹發熱，就發生動力，自脊髓神經上通大腦，又從面部而由迷走神經下達於小腹，循環運行，這是動力打通任督兩脈。醫經說有奇經八脈，除任督兩脈外，尚有衝脈、帶脈、陽蹻、陰蹻、陽維、陰維六脈。我用止觀功夫十多年，向來是把心意集中於小腹的，此時則改守中宮，不及數日，身體起極大變動，就打通了陽蹻、陰蹻、陽維、陰維、衝、帶六脈，這裏分說在下面。

我改守中宮以後，夜半起坐，胸間突突跳動，口津特多，一連幾夕，跳動更甚，動力直上兩眉中間，自覺發出紅光，後直達於頂，盤旋久之，卽似電線繞行周身，穿過兩手兩足，歷一分鐘，突然在眉間停止。後來每夕都是這樣，中宮好像有一機關在那裏旋轉，漸漸上升至頭頂，頭頂就隨之轉動，動極之後，突然停於兩眉中間； 繼而中宮又動，從左肩到左腿，好像電線，繞半身作一斜圈而轉，床帳也為之震動，動極突然而停； 又從後腦震動，動力自脊背而下，突停於尾閭； 又從右肩到右腿，也像電線，繞半身作一斜圈而轉，動極突停。 這樣從左右腿繞半身作斜圈，就是打通陰陽蹻、陰陽維四脈，因此我初步體會了奇經八脈與神經機能的一致性，決並不是玄虛的假設。

每次動力都起於中宮而有變化。 有一夕，動力從面部左右兩耳間，好像橫畫一條直線，這線左右擺動多次，突然停於眉間； 又從頭至下頷，畫一直線，恰與橫線成十字形，上下移動多次，也突然停於眉間； 又從頭頂胸腹而下至龜頭，畫成一弧形線，把龜頭挺起，動力自頂至龜頭，上下多次，按這弧形線，是由任脈兼打通衝脈的證據。

某夕，中宮熱力轉動，全身或俯或仰，或左或右，依序擺動，它的擺動次數，前後左右，一點不亂； 繼而動及兩手，旋轉迅疾如機輪，向內向外，次數也相等。 後動至兩足，左足屈則右足伸，右足屈則左足伸，這等動作，完全出乎生理的自然，絕不能用意識去加以指揮。 四肢動作方罷，忽覺頭部擴大，上半身也隨之而大，高及丈餘（佛經上說此境為現高大身），頭忽後仰，胸部也擴大，如太虛空，忽又前俯，背部也擴大如虛空。 這時的我，覺得祇有下半身而沒有上半身，身心都空，非常愉快。

某夕，中宮動力在背部繞脊骨左右旋轉，次數相等；　復在背的皮層，自左至右繞一大圈，轉數十次，自右至左繞圈而轉，也是一樣；　又在腹中環繞任脈左右旋轉，繼在腰部，自左至右，繞一大圈，旋轉數十次，自右至左，也是這樣按腰部繞圈，是打通帶脈；　又動力如螺旋線形，循督脈自後頂下夾脊，趨於尾閭，旋轉數十次，又由小腹，循任脈上頭頂，自後腦夾脊，下至尾閭，也旋轉數十次。　向者我初通任督兩脈，是從後面尾閭夾脊上頭頂，再從頭頂顏面下至胸腹，如今反其道而行，大概脈絡貫通，路徑純熟，可前可後的緣故。　這時衝脈、帶脈也完全打通了。

某夕，動力在中宮（胸腹交界）皮層畫平面螺旋形圈，直徑約二寸，從中心畫向外周，先左旋，次右旋，旋轉次數均是三十六；　於是移至小腹皮層，照樣左右畫圈，旋轉次數也是三十六；　又上移至胸間，左右畫圈次數也是三十六，中下上三個圈，似作有秩序的安排；　復升至頭頂，這螺旋線繞脊骨而下，停於尾閭，復自尾閭繞脊骨而上，達於頭頂，往復兩次；　復由左下腹繞左衝脈而上至頭頂，自頂仍繞而下，再由右下腹繞右衝脈而上至頭頂，自頂仍繞而下，後自頭部繞任脈而下至小腹，復繞而上至於頂，有時在頭部左右旋繞，而停止於額，或繞左肩，或繞右肩，它的次數都相等；　忽然動力達於兩手指尖，指尖不覺隨之搖動，搖動捷速如舞而極有秩序；　忽復由頭頂直達兩足，兩足自然挺直，趾尖轉動之速，也像手指一樣。

某夕，動力先在背部中央皮層畫平面螺旋形圈，從中心向外周，先左轉，次右轉，次數各三十六次；在背的上部兩肩胛間皮層照樣左右畫圈，旋轉次數也是三十六，復在背的兩腰間皮層照樣左右畫圈，旋轉次數也各三十六，也似有秩序的安排。前次是從中宮而下至小腹，上至胸，各左右旋轉畫三個圈；今則自背部中央下至腰間，上至兩胛間，各左右旋轉畫三個圈，前後三圈，地位恰恰相對。生理上天然動作竟如此奇妙，眞是不可思議。又動力自頂直達於兩手指尖，兩足趾尖，手指足趾，張開飛舞，兩腿忽伸忽屈，上下兩頤也自然左右相摩，又忽一伸一縮，動作甚捷；忽及於鼻，兩孔忽放忽收，復及兩眼，眼皮忽開忽閉，眼珠隨之旋轉；後及兩耳，耳輪亦稍稍轉動。這樣動作都很天然，它的左右轉動，次數也總是相等。

某夕，中宮動力作一有系統的旋動，起初在兩腰間，橫繞帶脈，左轉右轉各三十六次；上至胸部，也橫繞一圈，左轉右轉各三十六次；下至腹部，也橫繞一圈，左轉右轉各三十六次。這樣中下上的動作，連續三次。復在胸的左側，上下豎轉作一大圈，又在右側豎轉作一大圈，左右交互數次。上升頭部，自後下降於背，從背的左側，豎轉作一大圈，在背的右側也是這樣，左右交互數次。又復動及兩手兩足，兩手放開，向左右各畫一大圈而疾轉，次及兩足，屈伸開合，或足尖相並，足跟向左右分開；　或足跟相並，足尖向左右分開；　兩膝忽開忽合，又忽撟起，臀部凌空，左右擺動。手足這樣動作，先後有三次，其餘動及兩頤、脣、鼻、眼、耳等，與以前相同，而比較劇烈。

某夕，中宮左右轉，畫成螺旋形圈，上至胸部，下至腹部，與以前一樣，唯旋轉的次數，中上下各六十，不是三十六；　忽而中宮的圈放大，覺它的裏面洞然而空；　上至胸部，下至腹部，圈形放大，洞然而空，也是一樣。中上下的圈形放大，計有六次，每次停頓的時間有五六分鐘。於是動力由中宮上至頭部而旋轉，先下至左臀及左半身，似作一橢圓圈，上下旋繞三十六次；　再升至頭部，又下至右臀及右半身，作橢圓圈上下旋繞也是三十六次；　再升至頭部，由後腦循脊骨下至尾閭，旋轉左腿，再及右腿，也各三十六次。

某夕，除中宮、腹部、胸部三處轉動外，動力上升頭部，在腦殼內，左右旋轉各三十次，遂由腦後沿脊骨下降至尾閭，兩足因之屈伸開合；　復由腹中上升，動及兩肩兩手，復上升至頂，從顏面而下，至左右肩旋轉，並及兩手；　復動及兩足，兩足除屈伸開合外，忽屈作三角形，使身仰卧，兩小腿站起，兩肩支撐，使身體懸空，臀部乃左右轉側，並轉及兩腰，使身體左右斜動；　既而平卧，兩足掌自然相合而摩擦，又左足掌擦右腿，右足掌擦左腿，交互而擦，次數相等。由是動及兩肩、兩手，兩手掌相摩，或向上，或向下，忽而撫摩頸部，直達面部，向前向後，交互摩擦； 復擦及後腦、兩眼、兩鼻、兩耳，再左右互擦兩肩、兩臂，又由下腹上擦至胸及肩，再後擦背部及腰； 復下擦兩股、兩腿、足背、足趾，至足心而止； 動力又忽上升，反屈兩臂，握拳在兩肩拍擊，旋上擊頸部以及頭部，並及面部，在眼圈，鼻的兩側耳輪間，迴旋擊拍，至太陽穴而止； 又忽兩手在兩肩胛徐徐緊捏，左右交互； 旋捏兩臂，再捏及頸與頭面； 復撫摩胸腹、背腰、兩股、兩腿、兩足背，至兩足心而止。 此乃生理上天然之按摩，秩序次數卻一點不亂，絕不能以意思去指揮它，眞是奇妙之至。

以上的動作，起初每夕都有，或一種動作連續數十天，或一夕之中有幾種動作，將及半年，漸漸減少，以至停止，就不復動。 大概全身脈絡貫通以後，就不感到再有什麼衝動了。

這裏不過採取它的動作不重複的記錄出來。 大概可分四類： 一是手足舞蹈； 一是擊拍； 一是按摩； 一是緊捏。

第八章　晚年時代

第一節　修學藏密開頂法

這是西藏密教往生淨土法門，向來没有傳入内地。其理由以往生淨土的人，臨終時，他的神識必由頂門出，故依此設教，令學者持咒，先開頂門，常常學習，到臨終時候，有熟路可循。我在一九三三年（六十一歲）也曾從諸那上師學習此法，但祇教以法門，叫我歸來自習，未有成效。到一九三七年（六十五歲）的春天，聽見聖露上師在南京傳授這法，已傳過四期，都能够克期開頂，第五期又將開始，自念不可錯過這機會，乃趕往南京，卽日到毘盧寺頗哇（譯音，意卽開頂）法會報名。

四月一日到毘盧寺，受灌頂禮。比昔時諸那上師所授的繁密得多，上師教我們持亥母金剛咒，為前方便。這咒雖不長，而觀想方法極繁複，須要先誦滿十萬遍，但時日短促，勢所不能，祇在傳法前數日中，儘量念誦而已。

從二日起，就在寓中閉門不出，專誦此咒，直至九日上午，僅誦滿六萬二千遍，下午卽移居毘盧寺。同學者共到三十九人，據云此期人數為最多。上師為余等剃去頭頂之髮，作小圓形，蓋為後日便於察看頂門的能開與否，可預備插入吉祥草的。

十日，開始在寺中閉關，大講堂中設壇，極其莊嚴，上師領導進壇修法。每日四座，每座兩小時： 第一座七時至九時； 第二座十時至十二時； 第三座三時至五時； 第四座七時至九時。這法門是想頭頂上有無量壽佛，垂足而坐，我身中自頂至會陰，有一脈管，外藍中紅，丹田內有一明珠，移至於心，用力重喊「黑」字，想明珠隨聲直上，衝頂門而出，至無量壽佛心中； 再輕呼「嘎」字一聲，明珠卽從佛心還入頂門，下至原處。每座，各人叫喚都力竭聲嘶，大汗一身，溼透裏衣（此時尚冷，均着薄棉）。上師看各人疲乏，則唱一梵歌，令人隨唱，以資休息，兩小時中，大概休息四五次。

我因素有靜坐功夫，本來自會陰到頂門，一根中脈，早已貫通，所以在十一日卽有奇效。第一座頭頂放紅光，現高大身； 第四座頂門如錐鑿上鑽，明珠向上連打不已，卧時頭部放白光。

十二日，與昨日同樣修法，至第二座時，覺頭骨脹裂，兩顴好像分開； 第三座時，頭部豎脹，層層向上若裂。

十三日，第一座時，覺腦部層層如錐刺，初則覺頭殼甚厚，漸鑽漸薄； 第三座時，上身忽覺全空，頭部光明放大。

十四日，第一、二兩座時，明珠上射頂上佛脚，自覺線路通利，較昨日的脹裂不同，蓋昨日線路尚没有通暢的緣故；第四座時，覺頸部裂開如圓柱形，直通胃腸，此乃中脈開張，先則想象，今則顯現了。

十五日，第一座時，覺頂門有孔；第二座時，上師移坐窗外日光明亮處，依次傳喚各人前去開頂，插吉祥草為記。凡頂已開的，草自然吸入，而頭皮不破，我也在其列。今日第一次開着二十八人，餘十一人，草插不入，尚須再修幾座。我等已開頂的，午後就不必修法。但入壇用觀想力，加持未開的人，助他們可以從速開頂。

十六日，我等已開頂的，仍入壇助力。第一座時，開頂者復有九人，最後一比丘，一女居士，尚不得開。這比丘已在日本修過密法，功候頗深，然開頂倒反不容易，蓋學法不可有自恃心，自以為有功夫，往往不能虛受，反致誤事。至彼女居士，是年老資質遲鈍。上師將這二人移至自己座前，親自加持，再修一座，並由已開的人全體幫助，始勉强開成。

我以後用功，仍以止觀為主，兼修頗哇。至五月二十四日，入靜後，胸中放光，漸漸擴大，包含全身，成大圓光。昔者祇頭部透明，胸中放光尚是初次，且尚未全身透明，猶覺有一個我在那裏。

二十六日，入靜後，背部亦放光，全身籠罩於光中，殊為愉快。然尚覺有身，未入眞空。

二十七日，入靜後，放光甚高，若入雲霄，神亦出去，後漸漸自頭頂收入。

三十一日，入靜後，上身放光，與昨日同。覺小腹內熱如沸湯，也豁然放光，下半身亦空。這是以前没有的景象。

六月十日，入靜後，全身放光甚明，自覺好像没有頭部，祇是透明的光。

十四日，入靜後，全身放光，上下通明。

十七日，入靜後，全身放光，自覺照耀心目，甚為白亮，且上下左右，周遍皆光，成一大圓形。

十八日，入靜後，全身放光，更為白亮，上下四圍，徹底通明，猶如探海燈之四射，神識遊行空中。收入小腹後，加以鍛煉，卽通入兩足、兩手，後入頭部。

第二節　修習藏密的大手印

一九四七年（七十五歲），從貢噶上師學大手印法。顯教中最流行的是淨土與禪宗。淨土重在帶業往生，禪宗重在由定生慧、卽身成佛。藏密中的開頂法就是往生淨土，大手印就是禪定。唯它的禪淨兩法，都比較切實可行，我從那時候到現在，一直就照這法修持。或有人問：你學佛的法門，忽而顯教，忽而密教，違反一門深入的途徑，不是太夾雜了嗎？哪裏能得到成就呢？我說不然，我雖學種種方法，始終不離「定功」，目的無非要它幫助我的定功深進。學頗哇往生有把握，學大手印，定功就由淺入深，人家看我好像有些複雜，實則我仍是一線到底的。

第九章　結語

這一小冊子中，原理部分是理論，方法部分是實踐。實驗談就是說效果的，理論與實踐兩相結合，效果就產生了。我們研究學問，或者從事修養，往往都喜歡在理論方面追求而忽略實踐，這是錯誤的。任憑你理論研究得十分精深，若不去實踐，這等理論也像建築在沙灘上，基礎並不牢固，這叫「說食不飽」。你對人說什麼東西味道最美、最好吃，但實際上並沒有吃進你自己的肚子，怎麼會飽呢！也有一類人，恐怕理論太深，太難明瞭，就拋卻理論，專去實踐，實踐不得其法，單是盲修瞎練，非但得不到益處，反而得到害處，這又是脫離理論的毛病。所以理論與實踐，正像車的輪和軸，缺少一件就不能行。

中國醫學，近來已得到世界上的重視，發展甚速，頗有多年的慢性病由中醫治療而得愈的。古代流傳的針灸法，如今也推廣復興，而按摩、推拿，雖似趕不上針灸，然應用原理相近，社會上仍見流傳，當然這都是疾病發作以後的治療法。唯有靜坐養生是預防醫學，自古以來流傳不絕，雖然不大引人注意，近年已有人提及，乃是好消息。這方法在培養本元，令人能够掌握自己的身心，防病未然，豈不是人人應該學習的嗎？但這法看似容易，學習起來，如果沒有耐心、恒心、堅決心，便不能夠收效。現在把我幾十年來的經驗，擇要寫出，以供學人的參考。至於進一步的解釋，仍然有待今後生理學家、醫學家努力研究和發掘，使這祖國遺產更為發揚光大，放出異彩，以照耀於全世界，那是可以預期的。

一九五四年十月脫稿

蔣維喬 著

中國的呼吸習靜養生法

——氣功防治法——

開場白

舒君新城，每和我見面的時候，常常提及：「你應該寫一本大眾化的中國舊有養生法，為工農開門，使得文化水平較低的人們，知道防病治病。」近來周君惺更誠懇地當面請求我，為勞動大眾寫一冊呼吸習靜防病治病法。他說：「中國幾千年來相傳的呼吸習靜法，對於防病治病，凡是研究而練習過的人，祇要有恒心，都能得到不同程度的效果，我們應該把它發揚光大。不過首先要揭去神秘的外衣，就醫學生理學方面，說明它的科學根據。近年來，政府對於祖國醫學，發掘不遺餘力。唐山市設立氣功療養所，用呼吸習靜法，治愈許多藥物不能治療的慢性病，可見這個療法大可推廣。先生對於這法，已有五十多年的研究，請你用淺顯通俗的文字，寫一本小冊子，以便廣大群眾易於接受、易於學習，因而得到不用藥物的防病治病知識。這非但有利於人民健康，並且可以節省巨大的人民財產。」我聽了他的話，很為感動，允許着筆。這是我寫這篇短文的緣由。

公元一九五五年五月蔣維喬寫於上海，時年八十有三

生命與呼吸

凡是一個人，從呱呱墮地開始，就必需呼吸，可見有生命就有呼吸，有呼吸也有生命，這兩者的關係，正像形影的不能分離一樣。

掌握呼吸的主要器官是肺。肺部能夠一張一縮，縮的時候，把身體內的濁氣（二氧化碳）從鼻孔裏呼出來；張的時候，把空氣（氧氣）從鼻孔裏吸進去。這個一呼一吹，叫做鼻息。這種呼吸，生理學上稱它為外呼吸。它是從空氣中攝取氧氣給予血液，同時把血液中的二氧化碳放出於空氣中，在肺裏面完成氣體的交換。

另外，人體內的血液循環，從心臟發動，由動脈管將動脈血（紅血）輸出，把從肺裏吸收來的氧氣，運送到身體的每一個角落，分配給全身的各部份組織，又接受各部份組織所釋放出來的二氧化碳，成為靜脈血（紫血），由靜脈管輸回心臟，再由肺動脈輸送到肺部，釋出二氧化碳，吸收氧氣，成為動脈血，由肺靜脈輸回心臟，如此周而復始，稱為血液循環。生理學上把人體各組織細胞之間的氣體交換，稱為內呼吸。因此，呼吸的主要功能，即在於保證身體內氧的供給，並排出過多的二氧化碳。

人體裏面這種微妙的、有條不紊的呼吸運動，必需很多器官的協調活動纔能實現，而其中特別重要的，是高級神經中樞和呼吸中樞的調節作用。

呼吸對人們生命的關係如此密切，道理也十分明確，然而一般人衹以為維持生命最需要的是飲食，不飲不食，就要饑渴，甚至死亡。殊不知道呼吸比飲食更加迫切。人們若斷了飲食，可挨到幾天，若一旦閉塞口鼻，斷絕了呼吸，衹要幾分鐘就要死的，這就是呼吸比飲食更迫切的證據。但是，由於人們要得飲食必需用金錢去買，要得金錢，必需靠勞動力去換，至於空氣，可任意在大自然中隨時取得，不費一些勞力和金錢，所以相對的衹知飲食的需求，而忘卻呼吸的重要了。

疾病的來源

人生在世，不無老的、少的、男的、女的，任何人都可能遭到疾病。疾病有內傷外感兩種來源：內傷是臟腑不調和，或者局部有損害；外感是氣候的變化，或受寒，或受暑。然不論內傷和外感，總不免要影響血液的正常運行，影響內外呼吸的氣體交換，所以就容易生病。

應該說明，疾病的來源當然不能簡單地用內傷外感來概括一切，卽便是內傷外感，也還應該注意社會的因素。總之，如果能在平常時候小心預防，比病起以後去求醫治療好得多了。

疾病的預防

現在大家對公共衛生、個人衛生，都有想當的認識和進步，這是對於增進健康和預防疾病起到一定作用的。然而我國自古相傳的呼吸習靜養生法，在增進健康、預防疾病方面，卻有它獨到之處，它的微妙，也就是針對呼吸着手。

人們一般的運動不外四種。一種叫做行，就是下肢的行動； 一種叫做住，就是立定在那裏； 一種叫做坐，就是依靠坐位固定肌肉； 一種叫做卧，祇是全身肌肉鬆弛。但是練習呼吸以坐的時候最相宜，因為行時立時，身體和精神不容易安定，卧時身體和精神又易入於昏昧，祇有坐時可以安靜，所以通常稱之為靜坐。這種靜坐在我國流傳下來有幾千年，最大目的，就是使血行保持正常，無病時候，可以防病，有病時候，可以治病。祇要有耐心，每天不斷的練習，就能獲得很大的效果。

靜坐的方法

甲、身體的姿勢

(一)兩脚怎樣安放： 少年筋骨柔軟，可用雙盤膝。就是把左脚小腿架在右股上面，使左脚掌和右股略齊，再把右脚小腿牽上，架在左股上面。這時候兩脚掌向上，兩股交叉，好像三角形，這叫做雙盤膝（圖一）。它的好處是兩膝蓋必定緊貼坐墊上，坐的姿勢自然端正，不會向前後左右歪斜。但這種雙盤膝姿勢，不容易學習，中年以上的人，學起來更難，不必勉强。

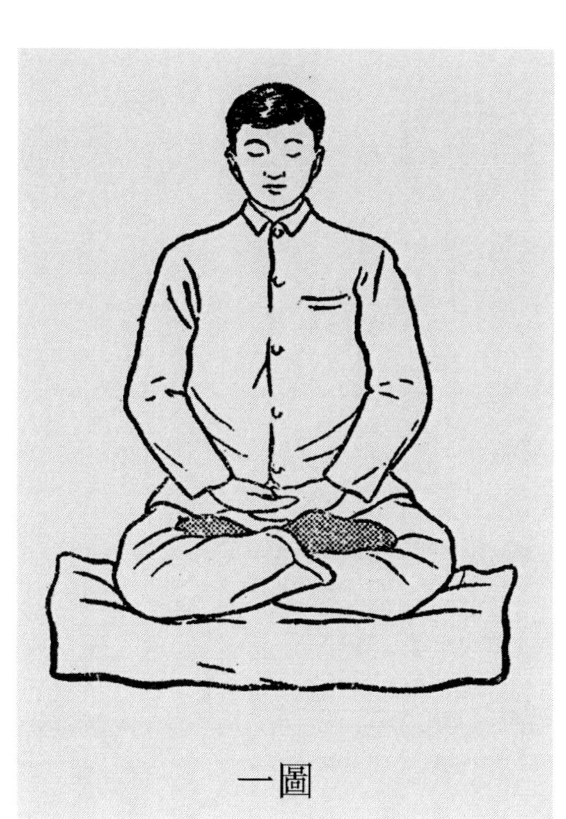

圖一

其次是單盤膝。坐時把左脚小腿，架在右股上面，右脚放在左股下就得了（圖二）。這比雙盤膝容易得多。它的缺點是左膝蓋不能够緊貼坐墊，入坐稍久，身體要向左邊歪斜。祇要你自已覺得歪斜，慢慢改正，也沒有妨礙的。

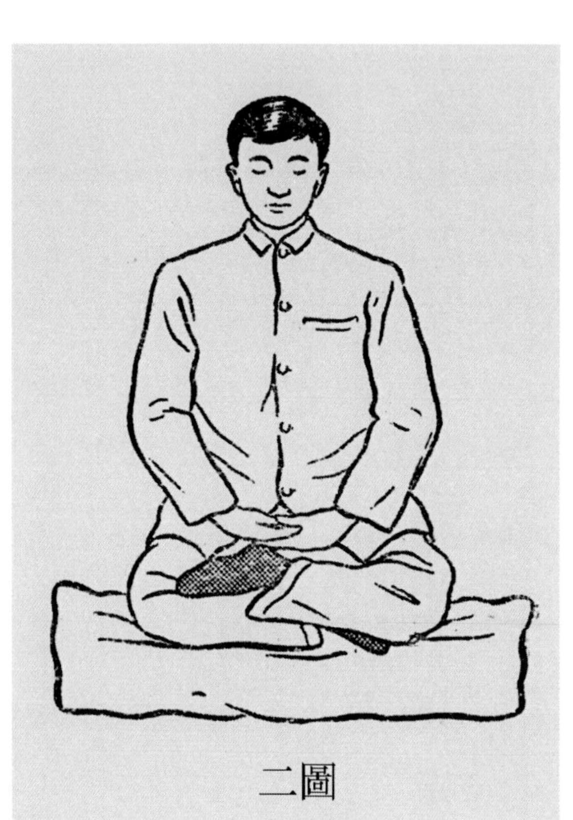

二圖

倘若老年的人，連單盤也做不到，那就把兩小腿向下面盤，也可以的（圖三）。不過兩膝蓋都落了空，更容易歪斜，應隨時注意改正。

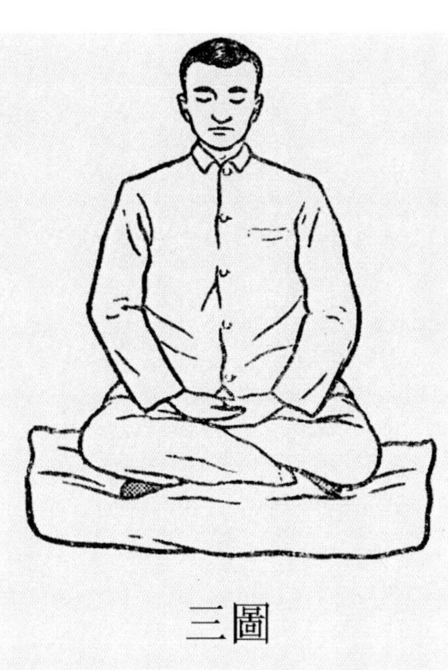
三圖

還有兩腿有毛病的人，連向下盤也做不到，那就把兩腳垂下平坐也可，但須把左脚跟靠在右脚背上，叫做四肢團結；或兩脚底平放地面也可，但腿與脚掌，要保持九十度直角（圖四）。

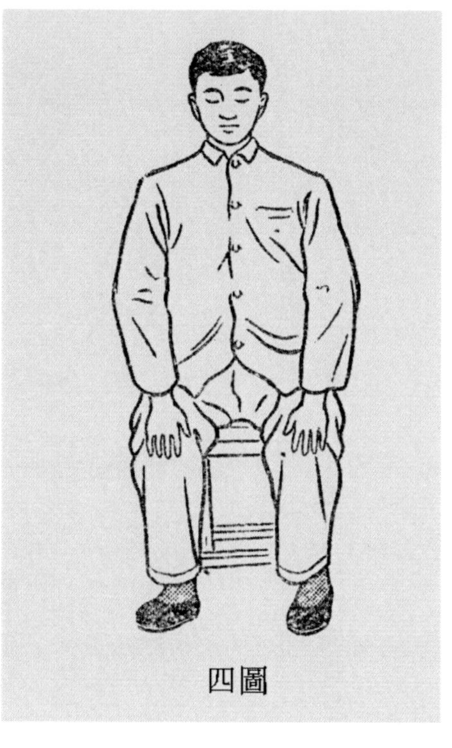
圖四

初學盤腿時，入坐略為長久，必感覺兩脚麻木，此時可以徐徐放開，等到不麻木時再盤，或就此起身徐行，等到第二次再坐，都可以。

(二)兩手怎樣安放：　兩手應該寬鬆，絲毫不可著力，把右手背放在左手掌上面，輕輕擱在兩小腿上，貼近小腹。但如在平坐時，也可以將兩手放在兩大腿上部，掌心向下，自然的放平，如圖四所示。

(三)頭頸、面孔、眼睛、嘴巴：　頭頸要平直，面孔朝前，眼睛輕輕閉合，嘴巴也要閉，不可張開，舌頭抵住上齶。

（四）我上文說到的行、住、坐、卧，是人們舉止的四種威儀，都可以用習靜的功夫。當然，行時習靜為最難，住時也不容易，非到功夫很深時不辦；坐時行功最合標準，所以把它作為主要的練習方法；卧時雖易致昏沈，然在不便坐或不能坐時，就不妨以卧式來作代替。卧式如人們睡卧一樣，有仰卧、側卧兩種。仰卧姿勢與平常仰卧一樣（圖五）。但須記得將頭肩等部略事墊高到自已覺得最舒服的程度，耳目口鼻等等的姿勢均同前述。

至於側卧，雖然左右都可，但以作者的研究，當以右側為宜。因左側卧則心臟常受壓迫，不是頂好。右側卧的耳目口鼻等等的姿勢也同前述，但頭及上身須略前俯，上面的腿比較下面的應更加稍彎曲些，使達最舒適的程度，自膝蓋以上的大腿疊於下面的腿上，膝蓋以下的小腿和脚就很自然的貼放於下面小腿和脚的後面，下面的腿自然伸出，微微彎曲，上面的手也自然的伸出，掌心向下，輕輕放於髖關節上面，下面的手，把掌心向上，自然伸開，放於頭畔枕上，距離頭部少許，須看你怎樣覺得最舒適為準。這個卧法，在功夫上有個名字，叫做獅子王卧法（圖六）。

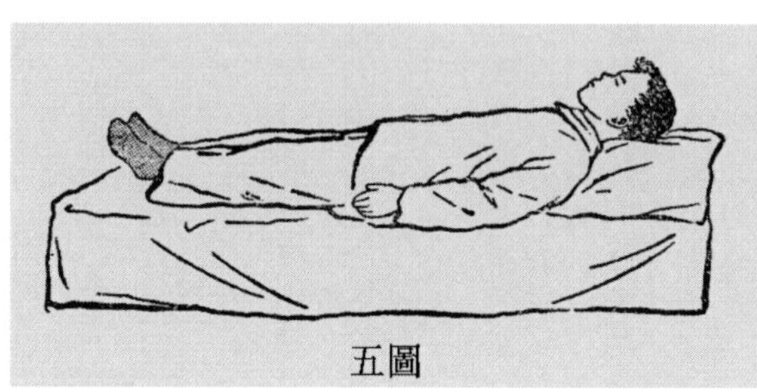
五圖

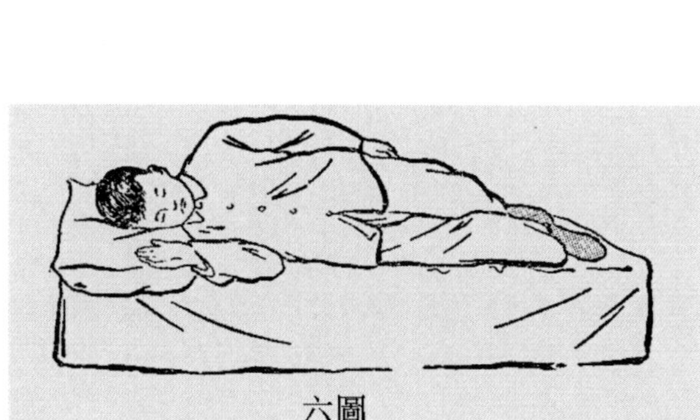
六圖

乙、精神的集中

靜坐的時候，要把精神集中在小腹部（卽臍下約一寸三分的部位，稱下丹田）。初學的人，對這種功夫，極難下手。人們的妄念，一起一滅，沒有一秒鐘停止，所以說「心猿意馬」，最不容易調伏。靜坐的最後功夫，就是能夠調伏這些胡思亂想的妄念，妄念一旦消除，就能够出現一種無念境界。那麽怎樣下手呢？應該平常行動做事時候，時刻當心，不要亂想，到靜坐時候，把一切事物放下，拿全副精神集中在小腹，如果妄念又起，就再放下，這樣反覆練習，久而久之，妄念自然會逐漸減少，以達到無念的境界。這是最上乘的方法。

如初學者覺得這種定力的根基不够，可以輕閉兩眼至微露一線之光，而目觀鼻準，這叫做目若垂簾。靜靜的自然以鼻呼吸，以至不聞不覺，口也須自然閉合，遇有口津多的時候，可緩緩分小口嚥下。最要緊的仍在自然的意守下丹田，其方法一如上述，這樣可以得到幫助不少。

還有一種方法，仍將兩眼輕輕閉合而用數息的方法，一呼一吸叫做一息，從一數到十，周而復始，使精神自然集中，這叫做心息相依。其他姿勢一如前述，而最最要點，仍是在於意守下丹。這種方法，也有很大的幫助。

同時還有最緊要的一句話，就是要請讀者記住這一個方法：因這幾種方法，都是最妥善安全的方法，可以没有流弊，讀者但擇哪一種方法在實地練習時經常覺得最舒服者，就是那一種方法於他最為合宜。

初學靜坐的人，常常說：「我没有學習靜坐的時候，妄念倒還少，一入坐後，妄念反而格外多，不知是什麼緣故？」這實在是一種誤解。要知道人們妄念，本來隨時都能有，平常時因和外面環境的接觸，把注意力分散了，故不覺得多；習靜以後，精神集中於內部，纔覺得妄念忽起忽滅，不可捉摸。這是一種初步的自覺。能夠從這下手，返觀自心，妄念是怎樣生起來的，練習久之，它自然漸漸會減少，不必怕它。

初學的人，又有兩種境象：一是散亂，沒有法子把情緒安定下來；一是昏沈，時時要打瞌睡。大概初學的人，起先都是容易散亂，無法收斂，練習的時日稍久，妄念減少，就容易昏沈。這是學靜坐者的通病，不必奇怪。治散亂的毛病，應該把一切念頭，完全放下，空空洞洞，什麼也沒有，專一注意在小腹中間，自然能夠徐徐安定；治昏沈的毛病，應該把念頭提起，專注意在鼻頭尖端，把精神振作起來。大概說來，人們因為白天勞累的緣故，夜裏入坐，就容易昏沈；早上起來入坐，因為夜裏眠已足，就不至於昏沈了。

呼吸的練習

上面說到人們的生命寄託於呼吸，呼吸習靜法就在對準呼吸下手。那麼呼吸的練習很是重要，應該詳細談談。

一般人的呼吸往往短而淺，不能盡肺部張縮的力量，因此也不能儘量吸入氧氣吐出炭酸氣，以致血液不清，易致疾病。這裏舉出練習方法如下。

（一）呼吸氣息的出入，應該極輕極細，連自己的耳朵也聽不見出入的聲音。

（二）氣息應該慢慢的加長，叫它達到小腹。但要純乎自然，不可用力，耐心練習，久後就能够達到。

（三）人們胸中，在肺的下面，胃的上面，有横隔膜（也叫膈肌）。開始練習呼吸的人，往往會覺得胸中氣悶，這因為没有推動膈肌的緣故。推動的方法，是吸氣時候從鼻中徐徐吸進新鮮空氣，使肺底舒張，膈肌下降；呼氣的時候，吐出濁氣，下腹部收縮，使膈肌向上升。這樣一上一下地，膈肌的運動就會靈活，於是覺得胸部空鬆，一點也不氣悶了。

（四）腹中的大小腸，最為柔軟，血液容易到此滯留，呼吸的氣，漸漸深而且長，達到小腹，腹部就有彈力，能够把滯留在腹腔内的鬱血逼出去，達於四肢。

（五）呼吸的氣，必須從鼻腔出入，不可用口。為什麼呢？因為鼻子是專司呼吸的器官，鼻孔裏有毛，可以阻止灰塵和微生物進入呼吸道。倘呼吸的時候，把嘴張開，一則侵奪鼻子的功用，二則灰塵和微生物容易入口，發生疾病，所以不但靜坐時候要閉口，在平常動作時也以閉口為合宜。

治病與防病的功效

這個方法，對於治病防病的功效是說不盡的，大凡慢性的內症，藥物所不能治療的，此法可能奏效。如今不說空話，舉出實例。如我本人，少年患嚴重的肺病，沒有方藥可以醫治，就用這法，根本治好。我在一九一四年寫成因是子靜坐法，出版以後，銷行數十萬冊，其中間接依照我的方法治好痼疾的人，不知有多少。大概我不認識他們。然而與我通信討論的人極多，可惜從前因為俗務繁忙，不能夠把問答的信件一一錄出，甚覺可惜。

我現在已是八十三歲的老翁，尚耳聰目明，手輕脚健，終年没有疾病。近數年來，連傷風感冒也很少。碰到氣候突變或陰雨潮溼時候，別人都感到不快，我則依舊一樣，胸襟十分寬舒。這是我本身對呼吸習靜治病防病的體驗。另外有幾個從我學習的同志，我也請他們把各人學習的經過和體會寫出來，附錄在這本小冊子的後面，以供大家參考。

動與靜應兼修

古來養生法，本有外功與內功兩種。外功着重身體的運動，例如八段錦及近年來流行的太極拳都是，大概專門呼吸習靜，不使身體活動活動，是有偏差的，所以必須兼習外功。八段錦最簡單，太極拳比較複雜，必須請教老師傳授，上海公園中到處有教授太極拳的人，如果没有功夫去學，就是每天做廣播體操也可以的。內功有許多種類，然總離不了呼吸習靜，因為呼吸習靜是內功的基礎。

我從前所寫的靜坐法，未曾提及外功，是一個缺點。我練習太極拳二十餘年，近來仔細體驗，知道它對呼吸習靜大有幫助。所以動與靜兼修，是不可偏廢的。單修外功，不修內功，固然不可；單修內功，不修外功，也是不宜。特地在這裏鄭重提及，希望讀者注意。

結尾語

這本小册子，是儘我的力量用淺顯通俗的文字寫成，內容没有高深的理論，使群眾容易了解。讀者如要進一步深入研究，可讀我的因是子靜坐法正、續篇及因是子靜坐衛生實驗談。

這種工作，我國幾千年以來，祇有個人自修，或修得有成效後，傳授幾個弟子，且保守秘密，不肯公開，因此没有廣泛流傳，深為可惜。最近唐山氣功療養所，用集體的形式，公開治療，據其統計，治愈慢性病的人，為數已着實不少，這樣發掘我國古來防病治病的方法，眞是令人振奮的事。希望能够推行全國，並集合國內素有研究的人，再加深入研究，把這一份豐富的遺產，儘量發掘出來，為人群造福，俾人人能够增進健康，為社會服務，對於建設社會主義，也有極大幫助的。

以上是我自己數十年來對呼吸習靜的體會。跟我學習的人，屈指難數。現在我把杭縣朱中起、如皋盧懷道、侄兒君毅的學習經過和親身體驗，介紹給讀者，作為參考。

附錄

修習靜坐法三年實驗記

杭縣朱中起

我幼年時候，因為先天不足，體弱多病，經常離不開湯藥。二十三歲後就到北京工作，在此十年之中，酒食征逐，幾無虛日，身體虧損日益加深，起先是遺精遺尿和盜汗，後來又合併腸胃病。至一九二六年回上海延醫服藥，休養約半年，遺精等症稍止，而胃腸病則日甚一日，偶一不小心，立刻發作，嚴重的時候晝夜疼痛，不能安睡，日吃饅頭半隻，以維生命。經醫生檢查，有的說是胃潰瘍，有的說是胃擴張，服藥電療，一無效果。這病纏綿二十餘年，痛苦不堪言狀。到四十五歲的冬季，突患腹膜炎症，經送施行手術，幸免於死，而身體則格外衰弱，百病叢生，如腰痛、耳鳴、目眩、心跳、氣喘、出汗，夜則亂夢顛倒，幾成一個廢人。醫生說：「以上諸症，均是腎虧的現象，中年人得之，不易復原。」勸多進營養食品，借以調攝。於是平日專在菜肴上用功夫，苦於胃呆，不能多吃，雖未增加新病，而舊病則始終未減。

一九四九年的秋天，我因年已五十有四，而又多病，遂至失業，心中不免焦急，夜間失眠。一九五〇年春，頭腦微感脹痛，眩暈不已，經醫生檢查，認定是高血壓症象。這時我因生活困難，未加醫治。這年冬天，友人介紹我學靜坐，反復思維，雖知自己浮躁成性，欲求安心靜坐，實非易事。而且年已五十以上，一切宿病醫藥均不能治，難道小坐可以奏效的麼？直到一九五一年正月，在疑信參半下，投謁蔣維喬先生求教，蒙蔣師不厭求詳，循循指導，回家以後，如法試坐二十分鐘，妄念不但不能消除，反覺萬緒橫生，身心不得安靜，腰腿也感痠痛。詢之蔣師，據告祇要有恒心，不久自可安靜，三五月後必有效果。我聽了，口雖不言，心裏實在不敢相信，祇好回家，耐心坐去。每晨洗臉後，盤腿閉目調息，在床上勉坐二十分鐘。約一月餘，某一日，正坐的時候，身體微覺搖動，次日搖動益甚，第三日坐未久，竟至大動不已，不能自制。隨往告蔣師，蔣師告訴我說：「此乃氣脈發動的證據，是應有的經過，而且是好現象，不久自止，不要管它，定心用功，自有更好受用。」這時我對靜坐法有了初步的認識，每晨依然如法靜坐。又約四五個月後，坐的時間竟自然而然加長到五十分鐘至一點鐘，妄念逐漸減少，身心亦感安靜，呼吸逐漸下降至臍，吸進的氣，好似吃了一粒仁丹，清涼滿腹，舒適異常。詢之蔣師，據說：「這是橫隔膜下降，呼吸的氣達到腹部，胸間感覺空鬆清涼。再加功夫，不久可達丹田（即臍下三指處），更有不可思議的受用。」如是又經半年光景，在不覺不知間，頭腦脹痛、眩暈等狀況完全消失，失眠症亦愈，而我對於靜坐法亦有了堅決的信心。

到了一九五二年夏間，我的靜坐已有了一年半的工夫，胃病亦久不發，午間試吃大米飯半碗，頗感舒適，從此開始改吃白米飯。直至冬間，居然每餐能吃一碗，每晨起床後，大便亦感暢通（大便自得腸胃病後，已念餘年每日非借藥力不可）。是年除夕夜飯，居然連續吃酒半斤之多。

一九五三年夏，某日晨，正坐時，忽覺尾脊骨上熱氣如線，經背脊直至頭頂，復由頭頂循面部而下經喉胸直達丹田而散，周身舒暢，起坐後四肢輕快，如釋重負，從此每次入坐都是這樣。詢之蔣師，他說：「此乃周身氣脈暢通之證，百病自然消除。」又一日靜坐時，忽覺腹部有一熱團如茶杯口大小，行至右腰際而停止，周身筋絡，痠痛異常，歷久乃散。起坐後，不意十數年之腰痛，恍然若失，迄未復發； 而夜間亂夢亦不再見，每晚酣睡八九小時； 飯量激增，每餐非兩大碗不飽。

到了一九五四年，我每晨靜坐時候，呼吸已在若有若無之間，吸氣直達丹田，可以停住一二分鐘。每當感受風寒，祇要靜坐時行深呼吸運動十分鐘，周身覺有微汗就愈。

近來年紀漸老，疾病反少，而過去的浮躁性情，轉成安靜，行年六十，見之者都說祇像四十許人，我自己深信完全得力於靜坐功夫。

以上是我修習靜坐法三年來的實驗，略寫大概，以供同志的參考。同時，我要說明的，如學靜坐，先決條件，要有恒心與信心，不可求速效。最好規定一日程，每晨小坐二三十分鐘，晚間臨睡時候也這樣，聽其自然發展，希望不要過高。初學時候必須隨時請教得有實驗的人，否則或生流弊。總之，靜坐既不妨礙工作，又不需要經費，不論老少，不妨試行，於身體健康是有益無損的。

一九五五年五月

一年又半的靜坐經驗

如皋盧懷道

我於一九五三年暑期中，發現有高血壓。當時收縮壓是一百八十，舒張壓是一百二十，除早晨起床後腦略有不舒服外，尚無其他苦痛，所以我也漠不關心，未予重視。秋後開學，用腦較多，血壓升到二百和一百三，頭腦經常感到不舒服，且時失眠，有時通宵不寐。初服中藥，未久又改服西藥，同時兼用金針治療，均無顯著效驗。有人說靜坐可以治百病，勸我試試。當時聽了，疑信參半。因想無論靜坐能否治病，但在休養之中，借以消遣也好，遂造訪蔣維喬先生，登門拜師，求他指教。蔣先生一見如故，並再三啟示說：

「靜坐一定可以把高血壓治愈，祇要有恒心去坐，必會生效驗的。」他就當面指示靜坐的方法，讓我詳細學習。我就從那天夜晚（十二月十二日）開始靜坐。

經過情況

開始學坐的時期中，每天祇坐兩次，一在早晨起床之後，一在晚間睡覺之前，每次大約坐二十多分鐘，無所感覺。到了第九天（十二月二十一日）晚上，我在坐時，感到脚與小腿發暖。這是在天氣很冷的冬天夜晚，很難得的，而且那種暖氣一直保持到早晨未散。起床之後，兩祇腿異常爽快。靜坐的效驗來得那樣快，真是出我意料之外。從此以後，我增加了靜坐的次數，每天心為四次或五次，上午坐二次，下午坐二次或坐三次。

十二月二十二日下午的那次經驗，更奇怪了。在靜坐的時候，我的大腿與丹田這一個區域内全部發生暖氣，好像我的大腿上放着一個熱水袋似的。坐畢後暖氣還在，歷二小時纔慢慢地散去。我高興極了，就去向蔣老師請教。他一聽也極高興，他說效驗這樣快，眞是難得，大概三個月你的氣脈可通了。（脚與小腿的發熱僅有十二月二十一日的夜晚一次，其後從未感到過。）

大腿與丹田的暖氣，曾連續不斷發生若干次，但不久也停了。其後的感覺時有變動，有時腰腹等部不感到暖而反感到涼爽，有時感到有一股氣在臟腑間流動，有時臟腑間那股氣直衝到頭腦，有時感到額與手發微汗，有時又發大汗，有時身體發生搖動。搖動又有三種不同的方式，有的是前後搖動，有的是左右搖動，有的是打圈式的轉動。無論哪種搖動，都是自發的而不是由於我的主動。這樣的情形，經過三個月（一九五三年十二月中旬至一九五四年三月中旬），到了一九五四年三月中旬，發生了新的感覺，就是在入坐不久之後，吸氣時有一股氣從背脊骨上升，再由頸後直到頭頂，呼氣時復由頭頂沿兩頰下降合而為一，降入喉嚨再降入丹田，如是呼吸不已，那股氣也上下前後地循環不歇。於是再至蔣師處請教。他聽了更是歡喜，說是氣脈通了。所距開始靜坐之期，適為三個月，蔣師之預料，準確如此。

我的氣脈，這樣的上下前後的循環不息，約有兩個月的時間。到了一九五四年五月中旬，氣脈的行動又起了變化，不再是上下前後的循環，而是在丹田和大腦之間作螺旋式的盤旋往復。吸氣時氣由丹田盤旋而上直達大腦，呼氣時氣又由大腦盤旋而下復回歸丹田，呼吸不已，氣的盤旋上下也是往復不停。當它盤旋行動的時候力量很大，氣行到身體哪裏，那裏的部分就被它推動而作左右前後螺旋式的旋轉，氣脈更不停地上下盤旋，所以我的頭、頸、肩、手、腰、腹各部，也就左右前後地搖動不已。因為氣脈的力量大，所以我所坐的那張床也就震動有聲，並且全身大汗淋漓。但必須說明，這種動盪全是被動，我所能自主的衹是輕微的呼吸而已。

這樣的搖動出汗，經歷約三個月，到了一九五四年八月中旬，搖動逐漸停止，汗也不出了，坐時全身各部皆安定了，兩手也平靜地放在腹前。不知為什麼緣故，我的氣就在兩手上走來走去，那時我的感覺好像兩手不是兩隻而成一隻了，而且合得很堅固，非用力不能分開。在這樣情形下，氣就由丹田而腦而兩手行動不已，不過在此階段中氣的行動僅局限於上半身，並不向脚上走。到了一九五五年三四月間，氣纔開始走到脚上。在現階段中，入坐不久，氣已自然流轉於全身。

靜坐與健康

我本是瘦子，一九四六年時我四十九歲，那年夏天我的肚子慢慢地大起來，從此不再是瘦子了。當時的體重是六十五公斤，腰圍二尺八寸五。肚皮寬大當然不是好事，所以七年之後，到了一九五三年，我年五十六歲時，發生高血壓病了。這時身體更加趨於虛弱，不意靜坐三個月（一九五三年十二月到一九五四年三月）肚子小了，腰圍縮到二尺四寸五，減少了四寸。繼續靜坐到了今年（一九五五年）三月，腰圍縮到二尺二寸半，又減了二寸。一年半的靜坐，便把我的大肚子削平，腰圍減去六寸，而體重依然是六十五公斤，這不能不說是奇迹，這是健康恢復的一個標誌。

我自幼體弱，到了冬天總是怕冷，三十歲以後，奔走衣食於南方天氣較暖的地區，但是一到冬天我都不能離火爐。自一九五三年靜坐入門之後，我與火爐絕緣了。一九五三年、一九五四年的兩個冬天，我在上海都未生過火爐。不止火爐免了，過冬的衣服較之往年也少穿了一件。

十年來因體質日益孱弱，稍一不愼就患傷風，尤以夏秋之交為甚，且每患都纏綿時日。記得一九五二年冬季大掃除，我也參加了抹擦桌椅的輕易工作，僅一二小時就不能支持，體溫當卽上升，經兩個月醫治休息纔算痊愈。自靜坐一年半中，尚未發生過傷風。較之未靜坐前的動輒傷風，不可同日而語了。

靜坐與疾病

我十幾歲時就有頭痛病，在冬天常發，後來更加發展惡化，碰到天氣發生變化，頭就要感覺發痛，挨了餓也要頭痛，精神疲倦了頭也要痛，到了空氣不好的地方頭也要痛，痛苦得很。中西醫皆無法醫治，金針還能制止，但也不能根治。靜坐一年以後，我的頭痛已不治而愈了。

我的靜坐目的在治高血壓，血壓好了沒有，可以從這幾方面來看。

（一）高血壓的痛苦頭暈、失眠現象已經消失。

(二)中醫說我的脈搏已正常，無高血壓的症象。朋友們總說我的氣象好了，我自己也感到一切正常。

從上述兩點來看，我的血壓可算已十愈八九。雖然在血壓表上所量的度數還是一百五至一百六和一百，但是已經很穩定了。

還有一點要補充說明：在實行靜坐的同時，我未嘗離過醫藥，最主要的是杜仲。我陸續不斷地一直吃到現在。是不是杜仲治愈了我的病呢？單就血壓而論，杜仲確有治療的功能。但是大肚減削、火爐絕緣、冬衣少穿、頭痛痊愈、傷風免除等等都與杜仲無涉。應該是靜坐已恢復了我的健康，而杜仲也從中幫一些忙，所以纔會有今天的結果。因此我堅決相信，靜坐的功用是無可否認的。

一九五五年五月

我靜坐的經過和成效

常州蔣君毅

我學靜坐，是我三叔父因是子（即著者別號）所親授，而我近年來能有進一步的成就，也完全出於我叔父的鼓勵。簡括的一句話，凡事一定要有恒心、信心纔能成功。講到靜坐這一項功夫，當然也不能例外。現在叔父寫了一篇中國的呼吸習靜養生法，並囑我和盧、朱二同志各寫一篇經驗體會，以示實例，用資徵信。所以，這兒把我學靜坐的過程和經驗以及效用等等寫在下面，以供讀者參考，並請指教。

我學靜坐的初步成效

我叔父年已八十有三，我今年也六十有二，叔父初學靜坐時，我還在童年。大凡學靜坐的人，多數是因為有病。若身體健全，就很少有人能夠知道靜坐也確有防治疾病的功效，而當作功課去練習。況且我正在童年，活潑的性情尤與靜功相去很遠。但是因為當時我們大家庭合宅同住，耳濡目染，親炙有素，所以也就常常照樣習練。然在學校則功課忙，進了社會則職務忙，經常尤多意外之事待理，以致時有間斷。練了多年，雖然覺得功夫純熟，但並無顯著的成就。叔父常對我說：「功夫決無唐捐。」（「唐捐」二字即「白做」的解釋。）這句話給予我很大的啟發。以後我繼續學習，果然在九年前的中秋前夕，一夜功夫水到渠成！

事情是這樣的：我當時約好友人於中秋節晨到上海來，會同趕辦一整天緊要事務。黎明五點鐘後就要到北火車站去接他。事前我已經忙了好幾天，而且接連有三夜差不多沒有睡覺，那時已覺得眼皮重於泰山，倦極欲眠。我心中想，照這樣的渴睡，次日哪裏能有精神辦事。倘如此刻一放鬆，倒頭便睡，四五點鐘又哪裏能夠起身趕往車站？因此決計運用平日的靜坐功夫，坐以待旦。那時意志非常堅定，一夜工夫，坐得非常入港。午夜之後，突然震動，小腹中一股熱力衝開尾閭，沿夾脊而上，接連衝過後腦而達於頭頂。這一下子力量之大，簡直似覺上衝霄漢，當時整個身體騰起，床亦大震，不但徹夜了不覺倦，而次日全天忙碌，精神抖擻。接連又忙了一個多星期，也毫無倦意，彷彿另外換了一個人似的。後來我告訴叔父，他說：「這是幾處關節氣脈一次全通的表現，已得到初步成功，也是多年的功夫積累。」**註** 此項功夫，道家術語名為「通三關」，卽尾閭關、夾脊關、玉枕關。照例多數是分次通的，叔父說最好能一次全次。上文所述，就是一次全通的情況，附誌於此，以供讀者參考研究。

進一步的功夫

我一向練八段錦，壯年體力尤健。迨抗戰開始，立卽結束一切業務，參加紅十字會工作，日以繼夜地辦理救護傷兵等事。其後又為救濟難民等事，飛往韶關，輾轉內地，風霜雨露，日久病生，回滬治療，又染傷寒。未及休養復原，值紅會總會一九五〇年還京，又邀我負責滬會。我因其時會中經濟困難，自甘純盡義務，雖處境艱困，個人健康受了影響，亦不計及。同時，於夙夜從公之下，還要照顧全體同人生活，經常的苦心焦思，負責籌劃經濟，不使或有缺乏。如是絞盡腦汁，連續約一年半光景，疾乃劇發（時在一九五一年杪）。

經過各種檢驗，如愛克司光、小便檢驗、血液檢驗、血球沈降試驗等等，又一切正常，醫者斷為積勞致病。於是稍事休養，以繼續力疾從公，病益加深，竟至好多個月不能平睡，不論寒暑，不得不靠在沙發上過夜，頗以為苦。我當時以為這許多名醫尚無辦法，靜坐雖曾見功效，但照這樣比較嚴重的情況，恐亦難有把握，所以也就不把靜功放在心上，而仍如以前的時作時輟。

一九五二年杪，偶與叔父談靜坐功夫，我說我靜坐時的境界，早已覺得四周輪廓俱化，一切都不覺有我，祇有極輕微勻靜一股鼻息（靜之極，可以說有如古書中所講的龜息）與天地的大氣相通，「放之則彌六合，卷之則退藏於密」（見中庸）等語。叔父說我的基礎很好，鼓勵我不要放棄。他又說，要練此等功夫，一般的到了五六十歲，俗說「六十歲學打拳」，已很難練成。而我以前雖不能經常練習，然究已練了這許多年，有此根基，可以進一步成功，切囑萬勿放棄。我經此一再鼓勵，乃決心開始定為常課。此時既有信心，亦有恒心，勇猛精進，頗見功效。

時在一九五三年國慶節前，叔父預先告我，說「就要靜極而動了」，同時還言及「向左轉動三十六次，向右也一樣轉動三十六次，自己不能作主」等語。他說這是他親身體驗的事實，驟然一聽，頗像神話，所以一向從不輕與人說，恐說了人家也不相信。現在因為我已經到此程度，應該預先向我說明大意，免得臨時發動，或致驚疑云云。果然於十月二十四日，記得清清楚楚是一個星期六的下午，靜坐坐得正好的時候，突然發動，完全不由自主，不但內力運轉，而外面初發動時，簡直類拳術中「武松脫拷」的解數，劈拍有聲，勢如驟雨，經過相當時間，自然而停，也是絲毫不能自己作主。事後走告叔父，叔父祇笑說「以後花樣尚多」。但究竟是什麼花樣，當時也不明白。次日正偃卧沙發上，尚未入坐，忽已覺得周身發出異乎尋常的力量，彷佛整個身體要飛騰出去似的。趕緊起坐，坐起來即內外動力大發。這一次兩手忽然分開，拳掌飛舞，簡直是渾身解數，但完全不能以自己的意思指揮，自然而發，自然而停。自後每坐必動，動必中節，花樣繁多，當時也不能完全記憶。其中有如太極拳「如封似閉」等手法，我都認識。還有許多奇奇怪怪的解數，為我從來没有見過的。有時旋轉迅捷如機輪，力大無窮；有時兩手又如停雲輕移，與內氣運轉相結合相呼應，不差分寸部位（麤淺的不完全恰當的比仿說，如打字機，擻某字之匙，即打出某字之簧）。以及各種內外轉動盤旋許許多多花樣之外，還有很精妙的從來没有見過的自頂至踵全套的按摩（即如耳輪內也一輪一輪地都不放過）、推拿、擒拿等等手法，自然而來，自然而停，不容自己參加一些意思。我差不多每次功畢後均詳細報告叔父，叔父均頷首說與他自己所經歷的如出一轍，究不知人體構造中有什麼一種天然奇妙的規律在！如是約歷一個月的時間，叔父欣然說「我得有傳人，我所有的功夫你都有了」等語。此項功夫，乃純係內功修養，記得從前閱內功書籍中，載有武當派（註：武當派稱內家拳，如太極拳、八卦拳、形意拳之類；另有少林派，稱外家拳）的始祖張三丰純係「靜中自悟，無師傳授」等語，一向疑信參半，現在親身經驗，曉得古人並不說誑。我這次統計前後共動了三十六天，復歸於靜。記得動到第三十二天的夜半，骨節俱響。從此以後，卽漸趨於靜，直到三十六天後自然而停。記得我從前有好久不能睡下，而當發動之後，卽自然能安穩平睡，且同時覺得身輕如燕，行路時健步若飛。前後經過，約略如此，學者讀之，有了思想準備，如後來遇到靜極而動時，可不必驚異。至於什麼時候發動以及動的時期多少，均不一定，效果都是一樣，可勿疑慮。吾叔父說他在六十四歲時靜極而動，動了約六個月，復歸於靜，今年八十有三，精神矍鑠，步履輕健。又，動時左右轉動次數必定相等，唯次數多少，亦因人而異。我則向左向右轉動都是一百〇八，少一不可，加一不能，當時完全不由自主。我叔父說：其數非三十六，卽七十二，非七十二，卽百〇八，也是一種尚未能解釋的精妙的規律云云。

以上所述經過事實，頗覺不可思議。本來宇宙間事物，人們所知的不及滄海一粟，其理由尚待研究闡發，其實效已無可否認。我平時行動健旺，身手矯捷，似不像六旬以上的人。叔父說我的精神不過三四十歲可比。而更有進者，我一向目力甚好，從未戴過眼鏡，牙齒也極堅强，但這次大病的時候，就有些眼目昏花，閱報要用放大鏡，牙齒也覺有些浮動而不能著力，自歎老景陡增，待病後需配眼鏡，並需請教牙醫。不意練功火候一到，突然發動之後，明目固齒，頓生奇效，能把整個鷄腦殼嚼得粉碎，把堅硬如木的老風菱一咬兩半，好像刀劈。不必說閱報，就是再小得很多的外文字典的中西小字，在近黃昏時翻閱，也覺非常清晰。其他如大小便的十分通暢，長期失眠症的完全消除，亦係很顯明的成效。其間雖曾偶然患了很重的感冒（平常終需要服幾天藥發散出汗後再好），祇要靜坐一次（約半小時至一小時左右）就已痊愈。又，我曾偶然患左半邊頭痛甚劇，卽行靜坐，同時運用動靜兩種功夫，竟不到三分鐘就完全好了，彷彿立刻拿掉的一樣。這許多實例，一時也說不盡，其中道理，也還想不出科學上的具體解釋。但根據巴甫洛夫的高級神經活動學說，可以推想這種呼吸習靜的養生方法，足以使大腦皮質起到保護性的抑制作用，使機體的高級神經獲得充分的休息，從而調節並恢復神經的功能，自然地指揮到有關內臟以及身體的其他各部，所以能收到如此不可思議的功效。

我有四句話，總結上文所述的功夫：「**靜極而動，不容自主；動極復靜，動靜一如。**」自然而然，會按實際需要行功，於若有意若無意之間，自然能完全自己作主（必須至自己能作主時，方可稱眞功夫）。再比較地由麤入細，可以輕如鴻毛，安若泰山（這叫做「輕安」）。

等到功夫比較的格外純熟一些，自然而然的行、住、坐、臥，都能行功。其中以行路時的行功為最難說明，譬如持碗水行路，行雖急而水平面仍保持靜止不動，這一個比喻有一點相像，但還不能完全脗合。此一節的理論和實踐，比較高深，以後當以專題論之。

我的優缺點及今後努力的方向

我自己檢查功夫，優缺點均有，其最主要的優缺點如下。

我靜坐功夫，雖斷斷續續有了數十年，然於最近三年來始定為常課，而我練岳武穆八段錦，則四十五年來除染傷寒等重症外，雖在炮火連天的場合，亦未嘗間斷！「功夫眞没有『唐捐』」。練習時常覺周身上下打成一片如軟銅，而彷佛又像在大地上生了根一樣。我自靜坐有了進一步的功夫，此項動的功夫，自然會與它結合起來，動局部而全身俱通。我叔父這篇文章，着重提出動靜兼修的主張，他以前出版的因是子靜坐法雖未有此具體的主張，然而開宗明義他就在序言内說「我國養生之術，本有内功外功，靜坐卽内功，八段錦及拳藝為外功」等語，也已經說得很清楚。我亦覺得動靜兼修而能自然結合，自然而然會靜中有動、動中有靜，自問這一點堪稱優點。

我的缺點，除以前不能經常練習外，卽現在亦未免時有打岔。或則外人無知，致有擾亂；或則自己熱心多事，妨及練習時間。但自己一方面還容易掌握，而外來意外妨擾如在初發動時，最易受傷，學者不可不慎！ 總之，無論內外，打岔終非所宜，應儘量避免，儘量克服。

此外還有最最重要的一點： 我深深體會，凡眞學靜坐，決不可在靜坐時是這麼的一套，而不在靜坐時又另有一套！ 務須將此項眞實功夫貫徹到平時生活和行動中去。我生平律己從嚴，最近聽了先進戒律之說，實與我的意思暗合，同時可以幫助功夫不少。

最後，我以為研究任何一種學問，都應該從為群眾服務的觀點出發，所以學好靜坐，也決非為要做自了漢。我認為，靜坐是一種極大的學問，確是我國寶貴的文化遺產，以我親身的經驗以及實際所到得的效果，應該有科學的根據，所以抱有宏願實踐研究，期望於學術上有所闡發貢獻。同時要練好身體，可以更好地為人民服務。這就是我今後努力的方向，還望先進和讀者們加以批評指正。

一九五五年五月

附註一 這篇文章原登在一九五五年九月份新中醫藥雜誌六卷九期，當去年屬稿時，編者因篇幅關係，囑我對於叔父所已筆之於書者儘量避免重複，所以我儘量做到「詳者略之，略者詳之」。因此，對於體內一切變化等等，僅以「不但內力運轉……」「……與內氣運轉相結合相呼應，不差分寸部位……」「以及各種內外轉動盤旋許許多多花樣之外……」等簡單數語包括之，讀者如要深入研究，可閱我叔父近著因是子靜坐衛生實驗譚（一名中國醫療預防法，一九五四年十二月出版）一書（在此階段，讀者可暫將第八章晚年時代除外。雖然我早已自然而然地達到光明清淨等等較高深的境界，但不在本篇範圍之內。本篇僅寫到一九五三年為止的體內體外功力運轉以祛病强身而已），與此篇參照閱讀，便可以窺其全豹。（一九五六年四月君毅謹註）

附註二　按此項靜坐功夫，古稱內功，也就是現在通稱的氣功，的確與蘇聯偉大學者巴甫洛夫高級神經活動學說和貝柯夫院士大腦皮層與內臟相關學說相符合，可以治愈高血壓、失眠、初期肺結核、胃潰瘍、十二指腸潰瘍以及神經性的各種醫藥難治的慢性病，而尤以高血壓最易見效。吾叔父因是子在二十八歲時患嚴重的肺結核，咯血甚劇，醫藥罔效，即練習此項功夫，三月而病治（實足八十五天），宛如另易一人，諸恙悉去，完全健復，一年之間，更形鞏固，今年已八十有四，精神矍鑠，康健逾恒；我自己也曾患很嚴重的長期失眠病症，諸醫束手，乃專心繼續鍛煉此項功夫，不但失眠完全消除，而且身體格外堅强，雖已六十三歲的人，然精神興致，乃勝過三四十歲；唐山氣功療養所主任劉貴珍同志患胃潰瘍七年，長期醫治無效，也是這種功夫治好，因此黨和政府及工會鼓勵他、支持他創辦唐山市氣功療養所，數年以來，已治愈了幾百人；去年李光勛（霽亭）中醫師，年已六十歲，患嚴重的高血壓（二百一和一百二），經常覺得天旋地轉，扶杖而行，家人護持，猶時虞傾跌，自歎今生已經完結，非常悲觀，由谷鏡汧醫師介紹與我晤見，很至誠地也很正常地學習此項功夫，僅兩個月光景，血壓已降至一百三十六和八十，他說「比較恰恰正常的人還要舒服愉快得多，居常精神抖擻，眞是得到了新生命」云云；我的老同事費醫師和好幾個男女友人都患高血壓症，也都很誠懇地要來跟我學習，足證人們近來對於此項功夫的確有了相當的認識。現在我叔父在上海市公費醫療第五門診部主持氣功部分，我和他的男女弟子各一人共同襄助，僅三星期來，在正常條件下，已證明有許多效驗，有幾位同志血壓較高者每星期均平均普遍地降低十度（以此例之，則李醫師兩個月降了近八十度光景，可以說完全合於規律），而個別且有一次降低十八度以至二十度者。其他患嚴重失眠及長期頭暈頭痛諸症的病員也多有顯著的好轉：有一位在報館工作的女同志，體弱多病，精神委靡，雖長期休養，仍是疲勞乏力，也是很誠懇地練習氣功，得到了很顯著的效驗，她說不料多年的貧血症也為氣功治愈云云；另外一位機關工作者張同志，因病已休養了十四個月没有辦法，也是來練氣功幾星期，他也說就要想恢復工作；滬南工務所工人董同志，初來學氣功時扶杖而來，還有妻子在旁攙扶，疾病據他說有十三種之多，現在差不多均告痊愈，一個人獨自前來，而且不需用杖，前後竟判若兩人，最近經過中西醫檢查，已證明他已病好。諸如此類，都是很明顯的實例。但是我還有一句很緊要的話：「練習此項功夫，第一需要『自然』，第二需要『正常』，一切純乎自然，持『忘』字訣，並將此『忘』字也忘了，有信心、有恒心地正常地練習，無太過與不及的偏差，一待功夫純熟，自然而然地會水到渠成。倘如一曝十寒，鬆勁懈怠，固是不好，假使求進太切，胡思亂想（此一點則與此項功夫是絕對背道而馳的），甚至『拔苗助長』，完全違背『自然』及『正常』的原則，那就更壞了（此非氣功負學者，乃學者負氣功了）。這一層極重要的道理，學者應極端注意。」同時我要鄭重介紹一種檢查的方法，就是「功夫做得自然，做得正常，身心必覺非常輕鬆愉快；

倘如覺得有一些不輕鬆愉快，就可以馬上知道必有什麼不自然、不正常的原因，而馬上加以糾正，這是最要緊的。如以經驗來講，我記得十年前的水到渠成，身心覺得非常愉快，無可言喻。即一九五三年的靜極而動時，也很自然的能發能收，合於規律，每次動後總感覺得無比的輕鬆愉快，性情也覺得非常慈祥愷悌，迨三十六天後動極復靜時，更如波平月圓，無比的清淨明澈，均沒有絲毫的不自然、不正常之處。我還有一個朋友，就是上面提到的上海第一醫學院谷鏡汧教授，是個有名的病理學家，我們常常研究此項功夫，他也是學的因是子靜坐法，並已實際練習了兩年多，有着很自然、正常的成效，現正在由靜而自動又復漸趨於靜的階段。每次動後，愉快舒適無比。他說，兩年前患很嚴重的神經衰弱，醫藥罔效，也自以為今生完了。現在功到病除，且日常精神愉快，已能照常從事教研工作。可見，練一切功夫，對於自然、正常的發展，其良好的效果如此；而對於不自然、不正常的，或自作聰明、違背原則的偏差，更應深切注意防止與糾正，那是最最要緊的。（一九五六年四月君毅又註）

附一 健康不老廢止朝食論

武進蔣維喬 著

自叙

飲食之義大矣哉！大千世界，所有一切眾生，若胎生，若卵生，若溼生，若化生，凡有生命之物，罔不賴食以維持其生活，故物出生以後，其第一本能，卽在求食。食物有盡，而求者無盡，於是乎有爭奪。爭奪之不已，至於相殺。始也，人與禽獸爭，優勝劣敗，而禽獸逃匿。繼也，人與人爭，亦循優勝劣敗之例。而優之中復有優者，其爭奪之烈，遂相尋不已，而範圍亦愈大。由個人之爭，集合而為種族之爭；由種族之爭，集合而為國家之爭。曠觀古今，大至於今日歐洲之戰爭，小到於細菌寄生於宿主，迨無一而非相爭相殺。原因雖至繁賾，而一一解剖之，以得其分子，乃至易至簡。易簡者何？卽求食是已。噫嘻！食之為禍之烈，乃至於此。然則若有法焉，使生物能不藉食以生，其爭奪相殺，或可以已乎；若有道焉，使物返乎不生不滅，而世界無有生物，卽無須乎食，其爭奪相殺，乃可永永不起乎：聞者必詫為理想之懸談。雖然，由前之說，科學家多悉力研究之，特未獲最善之法。古先聖哲亦有言：「君子謀道不謀食。」又曰：「飲食之人，則人賤之。」蓋又未嘗不凜凜垂戒焉？由後之說，則卽佛家之了生死，契眞如，眾生皆入無餘涅槃，永不再入輪迴之謂，固非吾之臆造也。

今且不與世人言不食不生，而卽與言求食，言悦生。夫因食而得生，此恒人之所知也；因食而致死，此恒人之所不知也。持粱黍，飫肥甘，以為可多得營養物，而足以悦生，不知吾之胃腸諸官，且不勝其肥滿之任，必耗其貴重之生活力，以排洩之。其排洩不盡者，日停滯於腸內，而發生毒質，以輸入於血液，於是百病叢生。曾未能多獲營養物，而生命之根本，乃為之破壞，破壞之極，而萎然物化矣。人之胃腸，譬則竈突也；食物之消化，譬則薪炭之燃燒也；消化所得之營養物，譬則炊熟之飯也。汲汲於飯之成熟，而多其薪炭，塞其突門，火之不能盡燃，鬱而為煙，徒耗薪炭，而飯卒為饐，食之不能甘；汲汲於多取營養物，而努力加餐，使胃腸不能容，耗其生活力，積為排洩不盡之殘廢物，營養之願終不能達，而反有大害，是與拙者之炊飯何異？雖然，拙於炊飯，人之所知也；拙於養生，人人日蹈其中而不察也。悦生而反以速死，不亦哀哉？

余自幼及壯，亦蹈多食之弊，既知其禍，乃從事節食，亦既有年矣。今讀美島近一郎所著朝食廢止論而善之，卽知卽行，既歷半載，所獲之效，一如書中所言，乃敢輯述之，以告當世。讀者或有聞而實行者乎，則不特於一生有大益，而於國家社會亦必有大益，非虛語也。或曰：子之理想，主於不食不生，以止爭奪，今卽廢朝食，固不能不食，且以廢朝食故，俾人健康不老，不尤與不生之旨大悖乎？曰：唯不食今未有善法，故以節食救之；唯健康不老歷世久者，期能積其修養，以生智慧，而契無生之眞理。眞理至奧賾，夫豈夭札之子所得而聞乎？夫又奚悖乎？夫人間殺機，欲求根本之解決，永永消弭之，以馴至於大同之世，蓋必自此求食問題始矣。

緒論　健康不老之基礎

健康不老之基礎，在調和均衡。調和均衡者，謂就心身之全部及其各部之發達，竝勢力活動等，調和之，均衡之，使無失於偏之謂也。其在物，小至時鐘之機械，若各部均衡，卽可永久活動，倘一部缺損，活動卽忽焉停止；大而至於工廠之機械，雖極堅固，若一部發生缺損，失其均調，其運動亦卽忽焉停止。彼有生命之動植物，莫不皆然，其能維持生活，必其各器官之能均衡發達也。若一部缺損，則生命之持續難矣。故欲保生物之生命，必使其各器官之發達，極調和均衡，且使恒久不失此狀態焉。期望健康長壽者，亦若是則已矣。

生物之體，衹須能調和均衡，則健康長壽不難致矣。故各部器官，各自異常發達，決非生命之本。各器官之均調，乃為生命之本也。無論何種生物，其各部若能均調，卽能生存；若有缺陷，卽就死滅。此不可逃之公例也。人類之生命亦然，當以調和均衡為本。然人類之異於物者，乃在精神之發達，故宜從精神、身體兩方面察之。苟精神常調和平靜，其身體各器官之發達活動，亦復如是，則其人已具有長命之資。具此資者，又能恒久留意此狀態，而從事修養，則必為健康不老之人無疑。蓋調和均衡，為人類生命之本，而其最切要者，精神作用之均調也。精神之均調，和平是也。精神之和平，乃長壽之基礎；精神之不和平，實短命之主因。怒歟，悲歟，喪膽歟，如是種種，皆使精神失調，吾人生命之大敵也。彼碩學、大哲、高僧，其人恒抱樂天主義，多致長壽，卽原於精神之平靜也。故欲長壽者，亦努力修養，不破壞此精神之均調而已。又若知、情、意三者之發達及活動，亦必加意修養，使得均調。若怒，若悲，若喪膽，每經一度，輒朘削吾人生命一次。所宜時時猛省，書諸紳而勿忘也。

健康不老之基礎，在精神與身體同時得其調和。夫身體各器官之調和發達及活動，卽生命之所託，失此則生命喪矣。抑吾人之身體各器官，賴公有之血液以養之，血液之量，固非無限，有時一器官之需用驟多，則他器官必形缺乏，故若一器官特別發達，則調和均衡卽為破壞。此則所占血液恒過度，而彼則恒苦其不足，愈久愈失调，是時身體各器官，因欲得血液，故而相互生存競爭，儼如人類之社會生活，常相競相鬬，而欲多得貨幣也。故身體各器官，因欲多得血液而互相競，祇一二器官得遂其發達，致使人身全體，愈形其不調，卒至某器官因有缺損，而喪失其生命，是又與社會之富者益富，貧者益貧，因貧富懸隔之甚，社會遂至滅亡，無以異也。此中關係，研究之實有餘味焉。而身體各器官之均調，當常保持之如左表。

觀於右表，有四要義。

身體

神經系統……（發達及精神的活動）→調和←神經系統以外之諸器官（發達及身體的活動）

內臟（消化器　循環器　呼吸器　排泄器）各部相互調和

→調和←

筋骨（筋肉　皮膚　骨格）各部相互調和

第一，在保持神經系統及神經系統以外諸器官間之調和。此而能保持，則精神作用與身體活動間之調和，亦能保持。而所謂健全之精神，宿於健全之身體者，可見諸實事矣。蓋保此調和，則一方面期身體各器官之健全發達，同時常為精神的活動，供給新鮮之精神營養素，乃為極要之事。就人間事實，比較觀之，彼夫不為精神的活動者，恒有早衰之象，蓋卽缺此調和，不能得精神的營養素之故。更有年老之人，隱居退休，停止心身之活動，忽焉物化者，亦此理也。然則欲期長壽，而預防早老者，宜留意於此，努力為精神的活動。世人恒謂身體尚健康，卽能長命者，是大誤也。要之，不老長壽之基礎，尤貴精神的活動，常使身體諸器官，與大腦之發達相調和。雖在老年，而此精神的活動，不可或缺也。

第二，在保持內臟諸器官及筋骨之調和。世人於此，誤解者不少。例如運動固足以强健身體，而世有以為僅僅筋骨之運動，卽足達長壽之目的者，或有指筋骨發達之人，而謂彼體格良好，卽能健康不老者，皆由此誤解所致也。世所稱體育家，大率多陷此謬見。筋骨之發達若比內臟諸器官過度之時，則血液因被筋骨一部所佔獨多，而內臟諸器官發達不能滿足，遂形缺損，其結果必致短縮生命，是故希望健康不老者，於內臟諸器官之健全發達，不可不留意焉。大抵筋骨之發達與否，為肉眼所易見，故人多注意。而內臟之發達與否，為肉眼所不易見，故人多忽之，於是不知不覺之間，破壞均調，內臟一部受損，至於喪失生命，而莫識其由，良足悲矣。

第三，保持內臟諸器官相互之調和，與筋骨諸器官相互之調和。於此宜特加注意者，卽各器官之調和，應循其自然，而不宜背乎自然。例如牛之大腦，雖對於其身體他部為小，似有不調和之狀，然實此種動物自然的調和也。又如牛胃，比於其他內臟諸器官，則異常發達，驟見亦有不調和之狀，而自其生活狀態考之，則決非不調和也。於人類亦有然，其消化器比於其他內臟諸器官，殊形發達，是卽其生存上自然的調和，故其發達及健全，必須留意維持之。又如人類之肺臟，肺尖部發達不完全，陷於薄弱，肺葉部則發達完全，驟見亦似不調和，而細考之，則人類之生活狀態，其肺尖部固不必十分發育，則亦可為自然的調和也。如以人力强使發育，則為背乎自然，破其調和矣。今日通行之胸式深呼吸運動，對於此點，正為背自然之健康法，其結果頗為可危。**按**深呼吸法，久為衛生家所公認，於治肺疾，尤有大效。美島氏謂為背自然之健康法，蓋專指胸式者言之。然其言人類生活狀態，肺尖部不必十分發育，亦未有確鑿根據，讀者勿辭以害意可也。如是則調和云者，亦不可不精細考察，以順應於自然。若為違背自然之調和，轉有害於心身之健康。

第四，活動之調和也。吾人心身之健康，與其活動之如何，有密接之關係，已如前述。因是其心身之活動，及各器官之活動，當保其相互之調和，為極要之事。然活動必有一定之休息，其調和始能保。假如有人活動而無片刻之休息，卽為不調和之甚，是知活動與休息，一張一弛，亦不能不互保其調和也。故人類之各器官，於活動反面，皆各有一定之休息，卽大腦及筋骨諸器官，因睡眠而得休息，心臟每一運動，成一定時之休息，肺臟亦每一呼吸，成一定時之休息。若胃腸之內，積有食物及廢殘物之類，使片刻不休，必常為不調和之活動，故保持此胃腸之自然的調和，於健康長壽上，乃為第一要義已。

如上所述，調和均衡為心身健康長壽之基礎，蓋彰彰矣。故欲望心身之健康不老，第一不可不修養此自然的調和，然其方法，在精神、肉體兩方面有效者至多，而肉體的方法之最簡易，而效果最大者，則在實行廢止朝食主義及正呼吸腹力增進法。

第一章　廢止朝食二食主義之根據

二食主義之根據，在避食物過度之害；廢止朝食之根據，則以廢止朝食而行二食主義，乃於生理上為最合也。數年前，美國人多有行此廢止朝食主義者。即在日本，近來實行此主義之人，亦以漸而多。彼國衛生家，有繼續實行十餘年，得種種利益，能保全心身之健康，並獲得其他副利益者，故此主義乃盛行焉。

第二章　過食與健康長壽

過食與健康長壽，乃絕對之仇敵也。何則？飲食過度之時，第一，使消化器過勞，致此器自體陷於衰弱，害及身體各器官之調和，卒至消化器生缺損而死。第二，消化器因積蓄食物過多，時間過長，故一方面常奪取他器官之血，而害其調和，又一方面精力消耗過甚，減少生活力，其結果必至短命。第三，過食之時，消化困難，食物必久滯腸管，經時既多，大腸內遂起諸種細菌作用，醱酵而腐敗，生有毒氣體及毒液。此有毒物質，自腸壁吸收於血液內，首害及神經系統，次害及身體各器官，而為短縮生命之大原因焉。故防止此毒素之發生及其吸收，實為不老長壽之基礎。學者研究其方法以發表之者頗多，如有名之美幾尼古夫博士，其一人也。美幾尼古夫氏曰：「大腸中經久停積之殘廢物，能生有害身體之醱酵，乃細菌所棲之巢窟也。吾人之智識，對此問題，雖未敢言充足，然寄生腸內之菌類，或繁殖於身體組織之內，或產出有毒之分泌物，以致傷害健康，則不可掩之事實也」；「腸內之細菌及其毒素，蔓延傷害全身，殆無可疑。由此推之，則消化器官中，堆積細菌之量愈多，則縮短壽命而為毒害之源亦愈擴大，可斷言也」。過食之第四害，一方面增加血液過量，有害調和；　他方面，則血液中吸收過量之養分，以刺戟身體之無用各器官，妄事消費生活力，而為短縮壽命之一大原因。

注一　妄事消耗生活力，無論如何，總為早老短命之大原因，故希望不老長壽者，於此生活力，必用諸正當，而常節嗇其精神，使有餘不盡焉。

注二　動物身體之血液，絕似社會之貨幣及其他財物，身體之各器官，互相競爭，各欲多得血液，社會之個人，亦互相競爭，各欲多得財物，其狀態正同。　又血液之量，過少或過多之際，則身體各器官並精神狀態，必有諸種變象，惹起混亂，亦恰如社會因貨幣及其他財物過少或過多而惹起諸種之恐慌，同一情狀。　此中關係，至有味也。

如上所述，過食者，不老長壽之大敵也。　故古來言養生者，首戒過食。　今舉其格言如左。

(一)不多食。(論語)

(二)體欲常勞，食欲常少。(三國時封君達語)

(三)人間自世界初創，食量已定，貪速食盡，故難期永久生存。(土耳其古語)

(四)穀食勝元氣，其人肥而不壽。　元氣勝穀食，其人瘦而壽延。　養性之術，常使穀氣少，則病不生。(楊泉物理論)

凡此訓戒過食之害，皆自古昔經驗而來，實有眞理存乎其間。無論我國及東西洋之古訓，無論仙術與長命術，但觀其首戒，恒在過食，則過食為長壽不老之大敵，固確無疑已。

第三章　多食主義與不老長壽

世之持健康論者及醫家，恒有主張多取食物而以十分營養為健康長壽之基礎者。驟聞之，似頗合於生理學。何則？吾人唯賴營養充足而能維持生活，故多取食物，十分吸收營養素，恰如人之積極進步然。彼缺少衛生智識者，聞此說而不細察，自易起信仰而奉行之，不知轉以是促其壽命也。今舉多食主義十分營養主義之謬誤及有害於不老長壽之理由，詳述於次。

一、多食主義者乃過食主義也

夫曰多食主義，細審之，實卽過食主義耳。多食之人，意謂努力加餐卽能健康長壽，故無論何時，務勉食多物，不計分量，而至晚為尤甚。食後胃滿腹脹，若不多為運動，則恒致不能寢。是人不但一夕為然，且無晝無夕，每食皆然。其每度分量過多，使胃充滿，而在充滿之際，强為運動，以使消化，於是胃乃次第擴張，每次非過食卽覺不適，食後非强為運動則必甚苦。不知運動者，係吾人生活自然之結果，若强使運動，其結果究足令吾人生活與否，則不可知矣。然則因强使消化過量之食物，而每食後不能不多運動，顯係强制胃部，為違背自然之動作也。調和既破壞，而不老長壽之最要條件，因以虧缺，則為害已立見，況更有其他大理由哉！

二、多食主義可懼之害

甲，實行多食主義者，肥滿無氣力　多食主義者，營養十二分之謂也。凡吾人之心身，得十分之營養素，同時而生殘廢物，必速排除之於體外。然因多食主義，取得十二分之營養素時，其日日消費於生活者，必多所賸餘。此賸餘之營養素，化為脂肪，而積滯於身體之組織中，增加體量，遂至肥滿。脂肪既增加，必減殺活動而無氣力。活動力既缺乏，則脂肪愈益增，而身體愈益肥，精神愈益萎縮。如此現象，詎非可懼者耶？

乙，多食主義者，發生毒素而被吸收　因多食之故，腹中充滿食物，致使不消化性之含淡氣物，存在腸內過多，此物腐敗於腸內，卽發生毒素，為血液所吸收，有害於神經及筋肉，久而延及全體，此其禍害，於多食肉類者尤甚。蓋肉類中所有之含淡氣物（卽蛋白質）比其他種蛋白質易於腐敗，因此發生毒素亦多。且肉類中更含有尿素、尿酸等之毒素故也。是等毒素，由肝腎二臟等之動作，能排除於體外，自不待言。唯因分量之多，必殘留於體內。此殘留者，既使神經筋肉等衰弱，延及於肝腎，亦足妨害其機能。且在肝腎二臟，既因排除此毒素而過量工作，卽心臟亦為是故，而努力跳動，肺臟亦為是故，而多營呼吸焉。又如胃因不消化故，而起醱酵，致有疲勞諸現象。全部內臟器官，因毒素直接之害，與排除毒素過度之用力，咸致疲弱，而各害其機能，因此與生活最有關係之血液循環，亦生障礙。身體及精神，既無氣力，活動為之缺乏，體量增加，脂肪滯積而肥滿，則氣力愈益消減，恰如互為因果。於是內臟諸器官，與筋肉皮膚，其間既失調和，所謂不老長壽之基礎已破，終至不幸而短命矣。

丙，多食主義者，空費精力之謂也　從多食主義所得十二分之營養素，必於心身各部與以刺戟，强使為背乎自然的活動，此活動非生活上所必要，適足空費精力，而為短縮生命之遠因。又因多食主義，其食物之殘廢物既多，則必消化之，排除之，或排除其所發生之毒素，於是胃腸之活動為之過量，而肝、腎、心、肺諸器官，亦咸被其牽制而為背自然之活動，豈非空費精力之甚者歟！其在胃腸，為此多食主義故，空耗精力尤大，是多食主義適使吾人貴重之胃腸化為製糞器而短縮其生命，可懼孰甚於斯？願世人之速自猛省也。

三、肥滿與不老長壽

肥滿者，在多食主義中，係多食肉類之結果，已如前述。然肥滿之人，驟見之，似覺膚革充盈，無疾而可延壽命，故不明長壽學之原理者，頗艷羨之，希望之，往往謀諸醫者，以求肥滿，遂陷於多食主義，此缺乏長壽智識之深可慮也。殊不知，以肥滿為無病，實屬大誤。蓋肥滿正為一種疾病（醫學上稱輕者曰肥滿症，甚者曰肥胖症），且為最難治療者，此則大可憂也。一罹此病，雖經名醫治療，不易獲愈，乃本人既不自覺為病，家族友朋又皆從而稱譽之，世人亦且從而艷羨之，於是本人愈益任性多食，愈益肥滿，則愈增其病，卒成可悲可憐之體質，而不可救藥矣。

又常情以肥滿者為能長命，亦屬大誤。若係肥滿，則第一使血管壁為脂肪化，而失其彈力，起血管硬變症，卒至破裂。彼可畏之腦溢血及腦出血（卒中）症，即由於此，而患者多為肥滿之人。近今醫藥治療，於此症尚甚困難，是多食主義之可慮者也。第二，使心臟衰弱。此由脂肪堆積於心臟故。肥滿者偶有運動，便覺心悸亢進，其運動困難，脈息短促不整，及心音低微，乃心臟衰弱之證據。又肥滿者缺乏活動性，亦原因於此。第三，肥滿之可懼者，終必釀成不治之症，如併發之糖尿病、腎萎縮之重病是也。

夫然，肥滿者必終於短命可知。彼信為可得長命而自鳴得意，且見羨於他人者，實可憐之甚也。世之持多食主義者，其亦可以反省矣。

如上所述，肥滿實為可畏之病症。既彰彰矣，故欲不老長壽且立於社會而努力奮鬬者，須注意勿罹是病。其要義首在勿陷於多食。不幸罹此，則宜以大決心，實行次之治療法。第一，宜速改良常食，避多脂肪之肉食，採取植物主食主義；第二，宜速實行少食主義（廢止朝食二食主義）；第三，勉為適度之運動及户外生活。

第四章　二食主義與少食主義

二食主義者，廣義之少食主義，卽對於多食主義而為少食主義是也。然世人通稱之少食主義，恒指一日中朝、晝、晚三餐，每度減少其分量而已。其理想以每度食量，僅至腹量八分為限。此古來我國及日本醫家、儒家、宗教家之間，多唱此主義，奉以為健康法、修養法及不老長壽法者也。然此主義，因有以下之缺點，故實際之效果，遜於二食主義焉。

缺點之一　三食少食主義，比於二食主義，實行為難。人類者，欲望甚强之動物也，而於食物尤甚。無論何人，每逢食，必使其腹十分飽滿，雖至九分八釐，亦不肯停止，比比然也。況近來科學進步，烹飪法與之俱進，人工巧妙，多為背自然之烹調。一則刺戟味覺，使興奮而多食；二則强盛舌之感覺，使因嗜好而忘胃之食慾。不知不覺間，致陷於過食。故在普通人，欲其每食能確至腹量八分而止，勢所不能。蓋彼自以為腹量止於八分，而實際腹已十分充滿也。通常所謂腹飽滿者，其實係胃之自然充滿，非眞正之腹飽滿。而在腹量已至十二分時，其充滿之食物，實已逾於胃之自然消化能力二倍至三倍矣。此其結果，實因舌之嗜慾為巧妙之烹飪法所欺也。故每食腹量止於八分，唯意志極强之人或能行之，常人決難實行。充類言之，眞正三食皆八分量主義，可謂理想的難事，不能施諸實際也。

缺點之二　三食少食主義，有致營養不足及胃萎縮症之危險。每食之際，常以腹量八分為念，或且祇及腹量六分五分而止，斯時卽能致營養不足，大有害於健康。又因每食常限於腹量八分以下，胃部無十分活動之機會，因害及胃筋之發達，必漸至於萎縮。何則？凡身體各器官，宜使適度活動，適度休息，而後得保完全之發達及健康。若常使其活動過少，卽於發達及健康為有害也。又因常存腹量八分之意想，從精神作用而影響於身體，亦能致胃之活動力衰弱，漸次萎縮焉。此等實例，多數所認，不可不深為注意。

缺點之三　三食少食主義，有使胃無十分休養時間之弊。十分活動，十分休養，乃發達心身、保全健康上，不可動搖之眞理原則也。故於胃部，既使之十分活動，又與以十分休養之時間，為極要之事。從生理學家言，食物消化之時間，由食品之性質，烹調之方法，胃之健否等，而不能一定。普通之人，大概在四時半以內，卽可將許多食品消化終了，故宜有休養之時間。每食前後相距至少必隔六時間，否則有害。若一日三食，從理論上之計算，則每餐須費時間三十分，而食時前後相距當有七時半。然是不過理論上之計算，實際則由晝夜之長短，職業之性質種類，家庭之事情等，決不能依此而行也。是以普通之人，每食前後之間，僅四時間乃至五時間，不能與胃以十分休養，至使胃臟疲勞，消費力過大，害其健康，背於不老長壽之理法焉。

以上所述，三食少食主義，缺點頗多，而能去此缺點，排除多食主義之大害，順應於長壽不老之原則者，則廢止朝食二食主義也。

附：食之次數

一、我國人日食之次數

我國人每日設食，南方普通日三次，北方普通日二次。

日食三次者，約晨八時至九時為朝餐，十二時為午餐，午後六時至七時為晚餐。朝餐恒用粥與點心； 午餐較豐，肉類居多； 晚餐較為淡。而日之長時，中等以上之人家，又有於午後三四時進點心者。其點心用糕餅等物。

日食二次者，朝餐約在十時前後，晚餐則在五時前後。朝餐多肉類，晚餐亦較淡泊。而午後二時亦進點心，多用餅麵及茶。

至富貴之家，遲起宴寢，有日食四次而在半夜猶進食者，則為間食之習慣，而非普通之風俗矣。

二、外國人日食之次數

甲，東洋　（一）日本人普通日食三次，田舍節儉之處亦有日食二次者。至於日長之時有小晝飯，夜永之時有夜食，是皆臨時所設，非恒例也。（二）朝鮮人普通日設二食。夏日長時，亦往往有加晝食者。（三）印度設食，大概為午前及晚間兩次。上流者供以諸種之副食物，而下流人家則不過享受麤糙之雜飯而已。

乙，西洋　（一）英吉利。歐美之風，有朝食、小餐、午餐、晚餐四種。雖在平常家庭，亦復如是。通例婚姻舞蹈等事，有來客之際，尤為豐盛。朝餐乃四季皆宜之食物。近來其時刻漸遲，雖在午後，猶稱朝餐，名實不相副矣。小餐則恒稱為唐突朝餐、妨害午餐者，通常最簡單而無儀式，唯可視為一種間食耳。午餐不問其為晝為夜，總為最完美之設食，又稱食中之主君，多於是時招致賓客，具山海之珍味。其食器食桌之精雅，食堂之裝飾，主客之服裝，饗讌之禮法等，比於平素，極嚴肅而複雜。晚餐在諸國為最重要之設食。然近來因午餐益重，其值漸減，而行於夜會舞蹈會之後焉。（二）合眾國設食之時，通常為三次。朝食七時，晝食正午，晚食五時是也。而晝食肴膳豐多，亦同於他國。（三）法蘭西設食之數，為二次或三次。集家族於一桌，同時食之為常。既食之後，則有喜為談謔之風。（四）德意志，今就其中等社會之設食言之。朝食自八時至九時，為珈琲、牛乳、麵包、牛酪等物，設置簡單，有時益以半熟之鷄卵；晝食自一時至二時，為菜湯、魚類、肉類、糕點、果品、珈琲等，最富於滋養之物；晚食自七時至八時，為火腿、冷牛肉、乾酪等，皆冷食也。（五）俄羅斯之設食。朝十時，晝二時，晚八時，為普通。亦有高貴之俄人，十一時始睡起而飲茶，二時方畢朝食；四時再次飲茶，八時晚餐；十時三次飲茶，十二時夜食。亦云奇矣。

第五章　二食主義與廢止朝食主義

二食主義，有廢止朝食、廢止晝食二者之別。無論何者，皆適合乎少食主義，而於排除多食之害，為有效也。如前說，多病之故，大概由過食以後，有不消化之殘廢物，停滯腸管，發生毒素，為血液所吸收而起，故每日使此不消化殘廢物不存留，而食物之分量，正適應於身體之需要，乃不老長壽之秘訣也。近來德國學者，盛主張長壽之原因，在於健胃腸之說，益可信此理由之確鑿矣。然每日使此不消化物不存留，攝取食物能分量適當，初非容易之事，在三食少食主義，最為困難，不如二食主義之易行，前已詳之。然則全然廢止晝食主義，及全然廢止朝食主義，何者合於生理學而適於不老長壽之理法耶？試以時間為立脚點而考之，則廢止晝食，似若合理，然有生理學上不可動搖之理由如次，則終不能不令人贊成廢止朝食也。

理由之一　經一夜睡眠，早晨興起時，胃之內面，有一種黏液，被覆其間，此際若投食物於胃中，則食物之表面，必為此黏液所包被，而既經包被之食物，胃液不易浸入，於是消化困難，生活力之空費可知矣。

理由之二　經一夜睡眠，至早晨時，胃腸之消化器，尚未為十分之活動，此際若送入食物，與以刺戟，强使動作，則為背乎自然。　既背於生活力經濟主義，又違反不老長壽之自然理法。

理由之三　經一夜睡眠後，身體各器官尚在未消費營養物之際，加以昨晚之食物消化吸收於血液之中，含有營養分甚多，此際雖不吸收養料，亦可使心身十分活動，不覺勢力來源之不足，是故雖全廢朝食，於心身活動上初無何等障害也。

理由之四　經一夜睡眠而起之早晨，身體之活力充實，卽神經及筋肉之力皆達於最高度之時也，故以為此際不進食物必不能活動，且慮其疲乏者，殆可謂全無其事，方且能勝長時間之動作焉。　反之，廢除晝食，則午後三四時頃，已早覺血液中營養分之不足，心身呈疲勞之象，必至消耗其生活力，而背於不老長壽之自然理法，不待言已。

理由之五　朝起時，心身之活力，正達於最高度，故此際必宜十分活動，卽一日中最適於活動，且其活動結果最偉大之時也。　若此際設無關緊要之朝食，既空費貴重之時間，又因消化食物，奪去多量血液，減殺心身之活動，使生活力有空費之虞，豈非大愚之方法哉？　卽此一端而論，則朝食者，可謂形式上、實質上皆不適於長壽之理法也。　**註**　長壽有形式與實質二種。所謂形式的長壽，必曰達於幾歲，方為長壽，務以年齡之多為優，世人所通稱者，即此形式的長壽也；　所謂實質的長壽，係指活動時間之久長言之，故在形式的，其壽雖止於六十，然若每日之活動時間甚長，則其人每與八十歲之形式的長壽者，或與其以上之長壽者，為同樣之事業，未可知也。

如是，則廢止朝食二食主義，優於廢止晝食二食主義，其理由甚足。世有因職業之性質，不受時間制限之人，自朝起為四五時之活動，午前十時朝食，午後五時乃至六時為晚食。如我國北方習俗之日食二次者，頗與廢止朝食二食主義之理想為合。然是方法，非普通人所能適用（如從事農業勞働之人，此方法為良），故廢止朝食二食主義定如下時間為最適當：　正午，十二時，晝食；　午後，七時乃至八時，晚食。

第六章　廢止朝食二食主義與早寢早起

早寢早起，乃不老長壽不可缺之要件也。世有百歲老人，殆無不努力於早寢早起者。觀此，則早寢早起之有益於不老長壽亦明矣。然此事實行頗為困難，意志堅强修養積久之人固宜能之，而普通之人率多半途中止，不能繼續。唯實行廢止朝食二食主義者，必首能早寢，次日卽能早起矣。其理由何在？蓋實行廢止朝食者，頭腦分外明晰而富於活動性，體力强健而優於勞動力，自朝至晚，無庸休息，心身旣愉快活潑，於是晚食既畢，血液集注於胃腸，初不覺晝間之疲勞，而愉快活動之頭腦乃起適當之貧血而催睡焉。故登床之後，無有煩悶及不眠等症，直卽熟睡，而翌晨必能早起，亦自然之結果也。

不眠之症，在心身健康上，極有大害，且又至苦。曾罹此病者，罔不知之，且醫藥不易治療。然或能勉行廢止朝食二食主義，則一二月之中，必有大效，而免其苦厄。讀者盍確信斯說，而勇敢實行之歟。

諺云「早寢早起，為健康及成功之母」，誠哉斯言。早起時呼吸新鮮空氣，心身活動愉快，至於莫可言喻，苟一次領略其味，卽不能忘矣。況因廢止朝食二食主義之實行，頭腦既極明晰,身體亦富於勞動力,其早起時之狀態,尤為生氣遠出者耶。如是而猶謂心身之健康不加增,事業之成功難期者,決無是理。蓋古來成大功業之人,從無有習為晏寢,待日高而後起床者。世有欲知早寢早起之愉快,期望健康及成功者,盍速為廢止朝食主義之實行家乎?

第七章　廢止朝食二食主義副次之利益

實行廢止朝食二食主義，其主要之利益，在心身健康及不老長壽，已如前述。然實行此主義時，其副次之利益甚多，今舉其要者說明之。

第一，遇食恒覺甘美有味　飲食為吾人每日生活中最愉快之事，固無人有異議也。故臨食時，無不冀得甘美之食物。然因生活上之情形及身體之關係等，輒有對食不甘者，而如久坐執業之人，每日對食，不甘尤甚，或嫌材料之不合，或怪烹飪之失調，苦狀百出，其結果有致家庭之失和者。然若實行廢止朝食二食主義，則因胃腸健康，食慾奮興，於食物材料之適否，烹調之巧拙，可勿苛求。任在何時，咸有甘美之味，而能愉快以畢食矣。其結果，精神亦悅愉，家庭亦和平。所謂活動者，卽平和愉快之生涯。一方面使財力餘裕，他方面更造不老長壽之因。是已，重言以明之，卽每食能臻於甘美愉快之境，既享人生之最大快樂，又樹不老長壽之基礎，為不可忘也。

按　余患胃擴張病十餘年，往往未食則腹饑，臨食則不甘，至以為苦。自實行廢止朝食後，對食甘美，胃病十去其五六矣。

第二，能耐勞苦　廢止朝食二食主義，若多年實行，則有不可思議之奇效，在身體精神兩方面，均能耐難堪之勞苦。其原因如何，尚不能盡明。要之心身之健康，已臻堅實之結果，可推而知也。此等事實，僅憑傳聞，無論何人皆難深信，唯經實行者自己親歷之，始若可驚，繼而益信。此則多數實行家共同之經驗也。

第三，能耐空腹　廢止朝食，則將以為自朝至午，必不堪空腹之苦，此人之恒情也。然其事實乃大相反。人若繼續實行此主義，必漸次能耐空腹。有出於意外者，例如有循例朝食者及實行此主義者二人，一同處理事務，則前者將近正午，已覺空腹，若至午後二時，不得食物則覺難耐，治事時必顯露不能措手之狀；然實行廢止朝食者，則於此時，若有全忘晝食之狀，猶能精細以處事也。讀者疑吾言乎？則試起而實行之。繼續一年，可以見矣。且此能耐空腹者，不但精神的勞働之人能之，卽肉體的勞働之人亦同此狀況也。

按　余素主節食，故實行廢止朝食後，祇第一月中，每日上午十時前，略覺空腹難耐，蓋因胃中習於充滿食物。其初覺空腹者，乃神經性作用，非眞饑餓也。其後反覺胃部鬆動暢快。偶有一日，因事務所羈，至午後二時方得晝食，亦未覺空腹之難堪，而治事之精神，則如常云。

第四，頭腦明晰　頭腦之明晰，無論何人，皆所大願，然甚屬難得。唯實行廢止朝食二食主義者，其頭腦頓時卽有明晰之感覺。蓋頭腦昏瞶之原因，雖有種種，其中最占多數者，卽為多食，以致胃腸疲勞，而中大腸內腐敗食物之毒也。如前所述。欲除此毒素，唯實行廢止朝食二食主義，最為合理。而實行亦易，效果極大。是則頭腦明晰之理由，可不煩言而自解矣。世有自恨頭腦不明者，首宜行此廢止朝食主義，以實驗之。

第五，精神常能愉快　實行廢止朝食二食主義者，其精神有意外之愉快焉。夫精神之不愉快，為人生最大憾事，可勿待言。且能為不老長壽之大敵，亦自古認為不可動搖之眞理。賈長沙以憂憤悲傷，卒至短命，歷史上此等事實，蓋不鮮矣。故如發怒哀傷嫉妬等不快之精神作用，足以促奪吾人之生命，為患之大，有為人所不能想像者在焉。試觀古來百歲老人，無一有精神不快者，其理甚明。唯實行廢止朝食二食主義者，其胃腸、頭腦，以健康之結果，能使精神異常愉快。欲愉快以終其天年之人，允宜及早實行，勿稍緩矣。

第六，精神常呈極能活動之狀　實行廢止朝食二食主義者，則其精神常呈愉快活動之狀，而無片時流於昏惰。夫心身之愉快活動，不老長壽之基礎也。苟能使精神常保此狀態，則其人決不陷於早老。故雖謂不老長壽之秘訣，在於心身之愉快活動，怠惰之人不能長壽，亦非過言。世有厭忌早老希望長壽之人士，亦宜斷然奮起，實行此主義哉！

第七，足以節約時間　廢止朝食，則至少每日能節約一時間。每日有一時間之節約，則一年卽有三百六十五時間之節約。一日執八時間之勤務，則四十五日餘之節約，對於一年為十分之一點二五之節約矣。故假定自二十歲始，實行此廢止朝食二食主義，以至於八十歲之活動，則因節約六十年之十分之一點二五，而得七年半之節約，實際上即得八十八歲之活動。若至於九十歲，則實際上更得九十九歲之活動矣。蓋世間作事之成敗，於時間之多少，關係甚大。古來能成大功者，其大部分多為長命而得延長活動歲月之人。是無論如何，成功之於時間多少，有密接之關係明矣。今實行廢止朝食二食主義者，其直接之效果，不但能得不老長壽，而從時間之節約，實際上已獲得十分之一點二五之長壽，且其長壽時間為每晨最富於活動力之貴重時間。觀於此點，則實行此主義者，其事業無不能成功之理，豈非痛快之結論哉？世有希望成功而感活動時間之不足者，盍早努力行此主義，既可獲自己之幸福，並可增進國家社會之活動力焉。

第八章　廢止朝食二食主義與疾病

廢止朝食二食主義，積極的增進心身之健康，使能不老長壽，同時於消極的方面，治療疾病亦有奇異之效果。今就其主要者述之。

一、愈胃病

胃及腸，乃消化食物、輸送營養分於身體各部者也。故胃腸不健全，則無論如何多食滋養物，亦不能消化之、吸收之，僅虛耗財貨及生活力於無用而已。然胃之消化食物，尤關重要。若胃力薄弱，則必以不消化之食物，輸送於腸。因是腸亦過勞，遂至於病，故謂胃之健全為不老長壽之基礎，決非虛語。蓋凡胃弱之人，其精神常欠愉快，欠活潑，立身於社會，亦不能努力活動，以建事業。可知胃之健全，乃強健心身之根本，而活動成功之左券也。顧胃病之種類甚多，其原因，於每日之飲食，有直接關係。如食物之分量，設食之方法，或食物之種類等等，咸能致病。就中因分量而起之胃病，尤為數見不鮮。此其病因，必為食物過多，而不與胃以休養無疑也。故欲愈胃病，注意食物分量，與胃以十分休養,極為緊要。抑胃之病因,縱使由於設食之方法,或食物之種類而起,苟注意於分量,與胃以十分休養,則亦自能獲愈。是愈胃病者,終不外注意食物分量及與以十分休養而已。

廢止朝食二食主義,乃與胃以十分休養最完善之方法也。蓋此法能使胃健全,其效早為實行者所公認。又其結果,能使心身愉快而活潑。由此論據,則世之苦於胃病醫藥罔效者,宜及早實行此主義,及其成效顯著,則亦不能自已矣。

二、愈腸病

腸亦與胃同,不能不與以十分休養,其方法亦以廢止朝食二食主義為最完全。在實行此主義之人,於下痢等症,不易感染。其有因不檢而罹此症者,亦唯實行此主義,始能立時恢復之,其效果誠可驚異。果能人人實行,則胃腸病之醫生及藥物,可以不用矣。

三、愈營養不良病

世有一事不能作之淹蹇病焉。頭痛也,不愉快也,無元氣也,體重漸減而疲勞也,活動性之缺乏也,蓋即生活力缺乏之病也。此類多係營養不良,或肺結核之第一期。

營養不良,原因於胃腸之弱,不能十分消化食物而吸收其營養分。唯實行廢止朝食二食主義，則胃腸既强，不久卽可恢復。

四、愈肺結核病

肺結核在第一期，施以營養療法，多可獲愈。故其治療，第一在保胃腸之健全。否則，無論食何等營養物，而其物由咽喉而下，至肛門而出，毫無作用，徒耗排洩之力而已。故唯實行此廢止朝食二食主義，保持胃腸之强健，吸取富於營養素之食物，而能十分消化吸收，始可完成營養療法之效果。營養卽良，斯不知不覺間，病自然霍然矣。既食甘美之食物，而又能治愈疾病，豈非至愉快之義耶？

五、治愈肥胖症及糖尿病，亦極有效驗

此已詳於第三章，故略之。

六、愈神經衰弱症

神經衰弱症，起因甚多，而由於過食食物及喜間食者頗多。胃腸因過食及間食而受害，其食物之廢殘物腐敗，發生毒素，為害於神經系統甚大，前已屢述之，是卽神經衰弱症

之原因也。又因過食及間食故，常使血液集注於胃腸，而於頭腦覺其不足，遂致受傷，而發神經衰弱症。

是知神經衰弱症，原因於過食間食居多，故此等症，實行廢止朝食二一食主義，則輕者五六個月，確可治愈。即慢性之重症，實行數年間，亦可全治。世有罹於神經衰弱而胸懷煩悶之人，盍以正確之信仰而行此主義，以保全貴重之生命歟。

七、罹窒扶斯（赤痢）及虎列剌（霍亂）病者極少

窒扶斯及虎列剌，皆因病菌寄生於腸中而起。唯胃之健全者，縱有此等病菌，混入飲食物中，而因胃力之動作強，自然能殺之。即侵入腸中，而腸亦健全，食物之廢殘者不多，不能寄生而逞其害。故實行廢止朝食二一食主義者，於此等病傳染極稀，可確信也。

八、愈便秘症

人欲保健康長壽，則每日通便一次，極為必要。因便秘乃大腸中有殘廢食物，停滯充積，醱酵腐敗，而生毒氣毒液，足以縮短吾人之生命也。但觀諸哺乳動物中，其有通便稀少而食物之殘廢物經久停滯者，較之不如是之動物，壽命恒短。古來我國、印度及日本之

倡長壽者，恒言忍大便、忍小便、忍放屁之大害，即實驗上所得之眞理也。

便秘之所以有害，因發於腸内之毒素，為血液所吸收，散布於身體之組織中，傷害神經系統、心臟、肝臟、腎臟諸器官。故有便秘之常習者，其糞便積於大腸内之量益多，則愈益愈短縮其壽命。如此有害之便秘既成常習，即不易治愈。若用瀉劑，不過取效於一時耳。雖醫藥上於此項治療，頗費苦心，而近來覺醫藥之治療，為不可能之事。或使每晨飲冷鹽水，或實行腹部按摩，或使飲乳酸菌乳，主張諸種之方法焉。此等方法，固亦有效，唯其最缺點者，在繼續實行殊為困難之一事。夫唯實行廢止朝食二食主義者，則每晨爽快通便，係確鑿之事。此因腸之健全，順應於自然之法則，故能每日通便一次也。有便秘之常習諸君（婦人尤多罹是症），盍亦勉力行之，以期不老長壽歟。

注 美幾尼古夫博士曰：「滯留排泄物數日，即生有害之結果，係恒見之事實。其有以他原因成虛弱之身體者，尤易感受此種毒害。小兒以便秘之結果，而釀成重病者，亦往往有之」；「因糞便之停滯，而害及健康，確由於腸内細菌之作用。蓋細菌生產有害毒物，自腸壁吸收之，而散布於組織中，人皆知之。彼患心臟、肝臟、腎臟等病，或產婦及初生兒等之自己中毒者，其病因皆由於此」。（見博士所著不老長壽論）

第九章　廢止朝食二食主義與年齡職業

一、廢止朝食二食主義與年齡

廢止朝食二食主義，若不因年齡而斟酌加減，則此主義於健康上，本有大利益者，却轉成有害之結果。今述其當注意之事項於下。

甲，十五歲以下之兒童，絕對不宜　當此年齡，身體之發育正盛，必需供以十分之食物，自不待言。唯其胃較小而弱，不能十分收容食物而消化之，故食必少量，而多加食之次數，日得三食或四食，以取十分之營養。唯為四食者，食前後仍須隔五時至六時（幼兒例外），且決不可使為間食也。

乙，十六歲以上、二十五歲以下之少年因其信仰及身體之强弱如何而有加減　此年齡卽成熟時期，不能一概而論。何者？其身體之發育成熟，隨各人而不同。又其信仰之程度，亦至不一定。其示其標準如次：一，自信身體已十分發育，達於成熟期者，可以實行；二，對此主義有確實之信仰者，可以實行；三，罹胃腸病者，直以確固之信仰，而可以實行；　四，由多食及間食之原因，而成神經衰弱者，可以實行；　五，頭腦不明晰，雖勉學而理解力不足者，可以實行；　六，常為劇烈之運動者，當以不實行為宜。

丙，若百歲老者，則宜設三食或四食、　至此年齡，其胃大概衰弱，故務取少量食物，宜於三食或四食，減少每次之食量。

二、廢止朝食二食主義與職業

廢止朝食二食主義之說，既已揭出，則常引起一種質問，卽謂勞動者有無妨礙是也。此質問誠為有理，故說明如次。

此質問之發生，專主於使用體力之勞動者，以為此等人欲實行此主義，屬於不可能之事。然此全不足慮。世固有為體操教員而實行此主義者，又有從事農業勞動之人亦曾實行此主義者。唯其應當注意之點，卽專用體力之勞動者，實行開始之際，頗覺其苦，又甚疲勞，或因而體重減少，然是時決不當起疑慮之念，必以偉大之信仰，繼續行之。且此等人，朝起可飲稀粥，或牛乳、豆乳，不但無礙於此主義，且更有容易實行之利益。若能如是，則午前十一時晝食，午後六時晚食，亦未為不可。由此觀之，廢止朝食二食主義，於勞動者不為害也明矣。

如上所述，祇須信仰堅確，雖專用體力之勞動者，實行此主義，亦不覺心身有何等患害，唯從事精神的勞動者，如學校教員、官吏、宗教家、政治家、醫師、律師、發明家、學者、商人等，苟欲實行此主義者，則又宜與腹力增進法並行。並行之後，必能增進心身之健康及精神之愉快活動，蓋有不可思議之明效在矣。故此類之人，而實行此主義，可謂為最有效之健康不老法。又從事坐業之人，亦為最適切之健康法也。

第十章　對於廢止朝食二食主義之疑問及疑懼

廢止朝食二食主義，世人對之多懷種種之疑懼及疑問。疑懼者，乃弊害所由生也。蓋凡事以確實之信仰行之，則實行易，繼續亦易，其效果亦大。反之，以疑懼之念行之，則不特實行難，繼續難，其效果亦無有矣。甚至本可得效果之處，反因之而害及心身，有不可不慎者。

夫治病有斷食療法，我國古代及日本嘗行之，近今美國所盛行者也。此法有最危險而當警戒者，即在受者之信仰。如係薄弱，即易起恐怖之念。當此斷食中，若有一次信仰錯亂而起恐怖，必致忽然餓死。故實行者心身之修養，為第一要事。宜知信仰為有益，疑懼為有害。實行之獲效與否，即此一事，可以斷矣。是以讀是書者，決勿以將信將疑之念而貿然實行。申言之，即未能深信，決不宜於實行也。

如上述，疑懼之念為有害，故就世人對於此主義之疑問解決之，以供讀者之參考。

一、廢朝食能不疲勞否

對於廢止朝食而起之疑問及疑懼，第一卽廢止後能不疲勞否。或曰：不食朝食，至於正午，能繼續作事否？如此憂慮，似稍近理，而實驗之結果，疑為疲勞者，卻轉富於活動力。此非空言，乃多數實行者之實驗也。故初從事者，宜禁止此疑懼，而以大決心行之。實驗二三個月，萬一疲勞不堪，卽宜中止。特其治事之程度，比較食朝食者異常迅速，且成績亦多，此卽由於頭腦活動之敏捷也。

在生理上有不疲勞之兩大理由。第一理由，前已略述，今再及之。卽隔宿之食物，吸貯於血液中之營養素既已甚多，故雖至正午而猶活動，初不覺營養分之不足，因此亦不覺疲勞。第二理由，則食朝食之時，其為活動力基礎之血液，集注胃腸，而藉以活動之頭腦及筋肉，必轉有不足之感。當此時而使之活動，則為強制活動，易起疲勞，若廢朝食，則無此事情。故其活動，能使含有十分營養素之血液，集注於頭腦及筋肉等器官，使之活動強盛而不疲也。

明乎此理，故宜以信心實行之。若尚有疑慮，則熟復第十四章之實驗談，可以恍然矣。

二、若廢朝食，則晝食及晚食能不過食否

此疑問亦頗有理，然由實驗之結果，則比諸三食者，每食之分量，本少而可略加多，而胃力並無不堪之慮。唯有一事，特宜注意者，卽臨食非常甘美，易致急食，故必勉制之，從容細嚼緩嚥，甚屬緊要。是不過開始一月內時時留意，卽可無慮。又食物之分量稍多亦無礙者，乃因胃得長時間之休養恢復勢力，其消化力頗大，故雖稍稍多食，亦決無消化不良，及通常三食與多食主義者所罹毒素中毒諸事也。且其分量亦能因節制而使適度，但在廢止朝食開始一月中，或不免過食，而因漸次習慣，又漸次節制，便能得適度分量，既不過多，又不過少，其食自始至終可以享受甘美之味矣。

三、若廢止朝食，則體重能不減輕否

此疑問卽由世人誤解肥滿為健康所致，故以體重減輕為慮也。然肥滿者，在健康長壽上觀之，實無可羨，前已述之。實行廢止朝食者之體重減少，決不足慮，且其減法有二種。

第一種，廢止朝食實行後，無論何人，卽覺體重稍減。而實不足慮，苟經一個月乃至

二個月之繼續，卽能恢復如初，或反增加重量。開始時體重減者，因事情之變化而起，決非永久的，而為一時的之變徵，靜待之卽能恢復如初也。至於能比元來反稍增加，此則眞進於健康矣。蓋向因三食而害及胃腸，今因二食而獲得胃腸病愈、營養旺盛之好結果耳。

第二種，因廢止朝食二食主義，而有永久體重減少之人，此由其元來體重屬於病的肥滿，自行廢止朝食，而其肥滿病獲愈，恢復健康之身體，乃極可幸之事，而反以為憂，豈不大惑耶？

第十一章　廢止朝食二食主義之實行事項

廢止朝食二食主義，若不於實行時，一一詳細注意，則此極有效果之不老長壽方法，或致困難，而終於無效。故茲為將欲實行之人，舉其當注意之點如次，庶可各依適宜之法而實行焉。

一、信仰為第一要事

無論何事，若欲實行，必以信仰為第一要事。而在心身之健康修養等事，則其成否，尤視信仰以為斷。故欲實行廢止朝食二食主義，則最當禁忌者，即懷疑不決之一念也。苟少有疑念，即不必實行。此乃應守之戒言。唯確信此義，始可與於實行，而能獲愉快及幸福。蓋實行之初，自有困難相伴而來，其多寡之程度，適與信仰之程度成為反比例。而信仰最深者，其實行必最易，而其得效果亦最早。如次章所述之斷食療法，無確固之信仰，則於實行，不但無效，而反有害，甚至因乏信仰而喪失生命焉。是信仰之大有關於心身之修養，不甚明乎？

二、男女之別，不能不斟酌

男女均是人也。故實行廢止朝食二食主義，就大概情形論之，無庸斟酌。然女子有姙娠及哺乳等特別事情，在此特別事情時，須有特別之處置。

甲，姙娠期之注意　在姙娠之六個月間，依舊續行廢止朝食二食主義，並無妨礙。六個月後，則一方面胎兒次第生長，而子宮擴張，胃被壓迫，不能十分容納食物；又一方面，因胎兒生長旺盛，須取營養分於母體，故母體不能不十分攝取食物而消化之，以供給胎兒。因是二理由，故此期間，宜中止二食主義，而改為三食。若至臨產月分，則一日四食，亦無不可。但續行廢止朝食二食主義而不甚覺空腹者，則亦不必故為中止也。

乙，授乳期之注意　因此期間，需許多營養分，故有人謂廢朝食而為二食，其事非理可怪。而決不然。由實驗上觀之，則凡續行廢止朝食二食主義者，乳兒之發育，恒呈良好之狀。唯有朝起不進食物，午前之乳汁分泌減少者。如斯之人，朝起可飲牛乳、蛋湯及粥湯以代之。

三、疾病之中，必須續行

在疾病中，往往有人謂朝起不進食物為不宜，養分缺乏之結果，必有疲勞之苦。於是有奬勸宜設朝食之醫師及家族或友人焉。此際不可不以偉大之信仰而謝其奬勸。蓋薄志弱行，固實行此主義之所最忌也。

四、宜絶對廢除間食

世有行廢止朝食二食主義，而一方且事間食之人焉，是志行薄弱之甚者也。抑此主義之論據，其要點卽在使胃腸休養，苟猶間食，卽本旨全失，豈非矛盾之至乎？故實行此主義者，無論如何，須有絕對禁止間食之勇氣及信念，故宜注意以下事項。

我國習慣所用之糕點，宜全廢止之。我國各地俗尚，每遇親友等人來訪，首卽供茶，次則供糕點果物。如此勸誘間食，於不老長壽上，甚有妨害。誘奬間食之糕點，是不啻奬他人之不健康，而使短縮生命也，不亦無禮之甚哉？故實行廢止朝食二食主義者，於此勸誘間食之行為，必絕對廢除之。若至親友家，彼為設茶點時，可反覆申明此義。倘知者日多，能使廢除茶點之風，普及全國，則既可增進國民之健康，又可培植國民之富力，看似平常，有大可驚異者在矣。

五、須注意不可蹈多食之弊

所食食物，若過於應得之分量，則既消耗心身之自然生活力，又多蓄積廢殘物於腸內，發生毒素，短縮生命，已如前述。然實行廢止朝食二食主義者，因為食物甘美所誤，恒有陷於多食之弊，如是則此主義之效果，根本推翻。世人有謂唯因胃能消化而覺甘美，因甘美而多食，未必不宜，而實則未必然。夫食之甘美，與胃之十分消化及吸收營養分於組織內，全然別為一問題。況在實行廢止朝食主義者，兩次設食，甚覺甘美，自然流於急食，不十分咀嚼，更易陷於多食過食耶。故第一宜注意者，有次之二要件：第一，食時勿急，須細細咀嚼而食之；第二，食時尚稍覺不足，卽宜停止進食。

第一之所謂細細咀嚼而食者，初時稍覺困難，若成為習慣，卽無難處，而有應嚴守之三規則如次：一，凡食物中所含蓄之美味，宜在舌上盡力咀含之；二，臨食時恒使精神愉快和平，以長享進食之樂；三，方食之中，時時休息，待唾液十分分泌而後食之。以上注意事項，從年齡之上進，而愈見其要。若為壯年期與青年期，新陳代謝作用不若幼年之旺盛，肉體上之消耗亦少，故其食物之量亦以少為宜。又若為老年期，則新陳代謝之作用減少，自不待言，體温發生作用亦漸次減少，且胃之動作亦衰弱，更不能不減少食物之量。卽從年齡之上進，須努力以漸減其食量，勿陷於多食過食，乃為不老長壽之大原則，而亦實行廢止朝食二食主義者所當嚴守之根本法則也。

六、併行植物性主食主義及正呼吸腹力增進法之效果

廢止朝食二食主義之效果，最完全適宜者，以併行植物性主食主義及正呼吸腹力增進法為宜。而其行之之時，確能操長壽不老之券，有可信者在也。

注 正呼吸腹力增進法之要領，在常集注精神及氣力於下腹部（臍下丹田），卽生理學上所謂腹式呼吸，其呼吸自然深長者也。道家之調息法（亦稱內視法）、禪家之止觀法，其要領與正呼吸腹力增進法，大同小異。又日本近頃盛行之呼吸法（二木式腹式呼吸法、藤田氏呼吸法）及正坐法（岡田式靜坐法、檜山式正坐法）亦大略相同。故特附錄正呼吸腹力增進法之理論及實際，以殿本書之末焉。

第十二章 斷食療法

斷食療法，乃昔者我國及印度、日本所行之自然療法，而近時美國亦頗盛行。日本之佛教信徒，尤喜用此法，係賴堅固信仰而實行之。

斷食療法之目的，乃謂萬病皆可由此法治療之。又修養精神，使之明淨，亦用是法。然古來未嘗說明其生理理由。普通之醫家，亦初不加以研究，唯付之一笑，而謂為一種迷信，亦甚可慨矣。

夫斷食療法，乃最有效之自然治療法。所敢斷言，語其理由如次。

第一，斷食療法，對於吾人生命根源之胃腸，與以十分休養，故能增進其健康。

第二，斷食，則除去腸内所停滯之不消化物。此物既去，即不發生毒素，可無中毒之患。

第三，若經斷食，則不與食糧於生存腸内之細菌，而細菌餓死，則下痢及其他腸病，得以治愈。

第四，一經斷食，則腸内所有食物之廢殘物亦皆無有，又有害細菌亦死滅，而毒素無從發生，即無從吸收於血液中。體中血液，既不含有何種毒素，於是頭腦之活動敏捷，竟可獲意外明晰之象。古來如釋迦、如耶穌之大哲人，因斷食而大明眞理；又若印度之高僧，所謂開悟，亦此理由耳。

第五，永久繼續斷食，則毒素之有害於身體各組織，短縮吾人之生命者，皆不存在於血液中，即學者所謂「自已中毒，無由而起」，故其間各組織之細胞，相互活動，而能剋滅自然的病源。古來以各種不治之頑固疾病，謂苟能具確固之信仰，均可由斷食治愈之者，其理由正本乎此。

要之，斷食療法，非可如世俗之人詆之為迷信，確有不可動搖之大眞理存焉。唯其方法，一方面既甚困難，一方面又有餓死之危險，而恒人以踐行為難，則此法之大缺點也。故祇須除去此缺點，即可為無出其右之自然療法矣。然悉除此缺點，尚非今日之所能，唯有次之方法，為比較安全者，因人而行，亦甚平易，有志者盍試行之。

第一法，不完全之斷食療法。此方法不過有一時的效果，如治療胃腸病及補助廢止朝食二食主義與不老長壽是也。以云根本的治愈頑固疾病，或改造頭腦，使有意外明晰之象，尚係不完全之方法。蓋此方法，由治愈胃腸病之目的及助長朝食廢止二食主義之效果時，二者之間稍有差異也。

以治愈胃腸病之目的而行斷食時，當其病發之際，直卽以大決心實行之，無論如何空腹，總不進食，但取極少量之粥湯、牛乳等，亦無妨礙。如是者一日乃至三日，忍耐實行，則凡腹痛下痢，大抵皆可不用藥而自然治愈。一次行此療法而知其效，則卽不思服用何藥，而自能履行斷食。又此方法，雖頭痛及感冒，亦能得不可思議之治愈。更依次言之：發熱時，其原因雖有所在，而直卽斷食，亦極為緊要。三日斷食之後，有宜嚴守之戒。卽先取少許之流動食物，漸漸加增食量，決不宜因空腹而多取固形食物。故對於此點，須有極大之注意及克己工夫。

如為助長廢止朝食二食主義之效果，則宜每月一次，擇定期而行一日間之斷食。然雖云斷食，牛乳、茶、珈琲等，略飲少許，亦無妨礙。若猶以一日之斷食為難，則除去晝食，成為一日一食，亦略有幾分利益。逮既成習慣，又加以强固信仰，則斷食一日，固亦無所謂困難與疲勞矣。是故每月一二次，斷食一日或二日，原係理想的，而實行法則由各人自為之，無不可也。

第二法，根本的斷食療法。此法在普通人甚難之，然其效果則確然可信。以經驗家之說，大抵頑固之疾病，有斷食一周間而可治愈者，祇須信仰强固，雖三周間斷食，其人亦不至於死。自古斷食療法，相傳有二大戒言。其一曰「信仰不確固者，決不可行」，其二曰

「斷食後須自極少量之流動食物始，漸次增量，復於平常之所食」是也。如斷食中起恐怖之念，則甚危險，有因之而餓死者。又斷食後逕食多量之固形食物，則亦多致斃命。故此法普通人為難行也。夫信仰之為物，誠可驚異。僅實行廢止朝食二食主義，猶尚以信仰為第一要着，況斷食乎？倘參以疑懼之念而行，則不但無效，轉為有害，不可不注意也。

按 我國古時學仙者，有辟穀之法，亦與斷食療法相同。

第十三章　廢止朝食二食主義與國民經濟

今日我國之國勢，為如何耶？　外債山積，海關貿易冊所列輸出之數，年年超過輸入之數，金銀流於外國，滔滔不已，是誠經濟上極可危險者也。　為國民者，宜人人努力圖恢復此經濟狀態，而期國家之發展，其方法正多。　然使國民全體，節約利用心身之精力，以積極從事於直接間接之生產的方面，獲得贏餘而貯蓄之，庶可圖次本充實，益使生產旺盛，防遏輸入超過，更進而能使輸出超過，至於流入正貨焉。　復次，則我國之人口，年年增殖，地方未盡懇闢者雖多，然食物不足，而日漸昂貴，已為目前不可掩之事實。　國民貧困之狀，日甚一日，實為莫大之隱憂。　對於此點，亦宜共同努力，於積極的使食物生產日多，同時於消極的使食物不致妄費。　至用無益之食物，以消耗心身之精力，則尤所不宜焉。

就上所述，則廢止朝食二食主義，無論積極消極，俱有極大之效果。　忠愛國家之人士，盍亟起實行之乎！

今更詳言其理。

一、廢止朝食二食主義，積極的增加生產

生產者，自然及資本加以人工之勞力而發生者也。故若自然及資本無有變化時，則生產與勤勞之多少為正比例。雖經濟學上，有所謂勤勞之效果，被支配於報酬漸減之法則（例如凡人每日工作，其以後數時之精神，不能及起初數時之旺，故報酬多少，當視工作之效果而定，不能悉以時間計算，故有勤勞多而報酬漸減者），而在心身不甚疲勞之範圍，大抵與其時間之多少為正比例。卽生產之多少與勤勞時間之多少為正比例。故曰：「時間者，黃金也。」由此關係，其語益驗矣。

然廢止朝食二食主義，每日確可節省一時間乃至一時間半。夫進食之時間，僅須十分鐘或十五分鐘，故有人疑此一時間乃至一時間半之說，為不確鑿。不知此實無可疑者。蓋方食之前，須停止作事。既食之後，直卽作事，不第極有害於心身之健康，其作事之效果亦寡，故須有休息時間。若精密計算此等時間，則所費或過於一時間乃至一時間半，未可知也。況乎因預備朝食，家人之主中饋者，更須許多之時間乎。故併此等計算之，雖謂全國人民平均每人每日有一時間餘，為朝食所費，決非虛語也。

一日每人之平均勤勞時間若為八時間，則節省時間之結果，正可以多得一時間。如

前云生產之多少與時間之多少為正比例，則我國四萬萬人，因國民廢止朝食之結果，每人每日多一時間之勤勞，其生產之結果為何如？此大宗生產之增加，則目前財政問題不卽可立時解決乎？故此飲食細故，而其關係之大，乃與全國經濟有影響也。

二、廢止朝食二食主義消極的減少消費

因預備朝食，第一須購用薪炭。一人一日之薪炭費，平均三釐計算，則朝食須費一釐。我國人口四億，內除去小兒一億三千萬餘，而有二億六千萬餘人實行此法，則向來一日消費二十六萬六千餘圓，一個年須九千七百三十三萬餘圓。苟國民實行廢止朝食，不卽可節省此鉅數乎？

三、廢止朝食二食主義足以節省食物

因廢止朝食，則晚食須加多其量，故有謂較其全量無大出入者。然此乃約略之詞，非精密計算之結果。茲由實驗上精算之，則大體如次。

朝食廢止前		朝食廢止後	
朝	三分	朝	○
晝	三分	晝	三分
晚	四分	晚	五分五釐
		減餘	一分五釐

由此可見，因廢止朝食之故，其節約之食物，乃佔一日食物十分之一點五。此物非他，即在腸內發生毒素，短縮生命，又自成糞至排出，消耗許多生活力者也。大人一人平均一日食米三合，則二億六千萬餘人，一日為八十萬石，每年可節省得九千七百三十三萬餘石。對於此，或不免有消極之批難，然吾人於所不當用者，雖一釐不可妄費，況有害於心身之健康者乎？故敢以此促國民之反省焉。

四、廢止朝食二食主義可以節省間食費

廢止朝食二食主義，第一當嚴守者，為廢止間食。一人一日之間食費，平均一釐，二億六千萬餘人，則每年大約須九千七百三十三萬餘圓之譜。

以上云云，在目前不過為理想之談。雖然，我國民試為設想，全國中無論一人或二

人，贊成此主義，而見諸實行，吾知其於國家及國民經濟上，必有利益。蓋國民有一人實行，卽我國四萬萬分子中，有一分子實行，吾人決不可忽視也。

第十四章　實驗談

實行之動機

余幼多疾病，身體衰弱，屢瀕於死。後因研究衛生術，病日減除。唯胃擴張症，患之數十年，未食輒饑，臨食不甘，飲茶水後，則腹部伸縮，郭郭有聲，既成慢性病，醫藥罔效。曩者自以為身體弱，必多取營養料，每日或為三食，或為四食。既而悟其非，乃從事於節飲食，逐漸減少，覺胃病較多食之時，減輕不少。去年獲覩日本人美島近一郎所著朝食廢止二食論，頗先得我心，卽日毅然實行之。余朝食本祇飲牛乳一盂、半熟鷄卵一枚，乃先減去鷄卵，祇飲牛乳，今則併牛乳亦減去之。

實行之初毫無困難

實行之初，心甚惴惴，以為饑餓必難耐。果爾，開始二三日上午十時前後，腹中覺甚饑，余則深信為神經性作用，必非眞餓。迨十時後，則不覺之。十二時，亦精神健旺，治事如常。蓋余本持節食主義已有年，又能深信廢止朝食之理，故毫無困難也。

廢止朝食之效果

余之廢止朝食，實行僅及半年，尚未有甚久之經驗可以告人。而其效果，則已不鮮。如宿患之腦病已全除；胃擴張病大減輕；往時晝食極不甘美，自廢止朝食後，甘美異常，消化旺盛，晚食亦然；素有痔疾，艱於排洩，至是排洩亦爽利。或者此多年痼疾，得因此而愈乎？未可知也。至上午治事，則頭腦明晰，勝於從前朝食之時，往往繼續至十二時，不稍休息，亦不覺疲乏焉。

實行時宜注意之事項

一，執行漸進主義　如余之素持節食主義，而又能深信不疑者，不必如是。至普通人，則向取三食主義，或更有朝食獨多者，驟行廢止，必覺困難，故最初宜自減食主義入手，漸次減少分量，一二月後方全廢之，較易著手。至朝時所進食物，務取流動易於消化者，如牛乳、半熟鷄卵為宜。久之漸成習慣，則再減去鷄卵，僅進牛乳，則已達廢止朝食之目的。最後或併牛乳亦減去之。

二，慎避間食　開始實行時，在上午十時頃，必有習慣的饑餓。此時若不能耐，偶取間食，則有成為習慣之慮，與不廢朝食無異矣。且間食多為糕點等甘味之物，恒易停滯胃中，使之作惡，故必厲行不間食為要。午後四時頃，及臨睡之前，亦有間食糕點之習慣，更宜革除。間食之失，在日曜等日閒居時，最易犯。若從事職業之日，卽無是慮。至於訪問親友及親友來訪供奉茶點時，多有不經意而取間食者，不可不切戒也。

三，忌避急食　廢止朝食後，胃力旺盛，而晝晚二食非常增進，因致急食，不知不覺又陷於過食。急食則不肯多咀嚼，於衛生上大為不宜，故必勉自節止，細嚼緩嚥，至腹中未十分飽飫卽止。余素有緩食習慣，故廢止朝食，初時晝晚二食，偶或犯急食過食數次，未久卽如常。若普通人，此節不可不十分注意也。

四，食物之分量　假定向來朝晝晚一日食物分量為九分，則廢止朝食後，朝不待言，晝食仍為三分，晚食可增至四分半。如此，乃為適當。此就一日之全量，減去九分中之一分半。有以為恐營養率減少者，實際則不然。余實行以來，而體重並不輕減，卽為明證。且聞有久行而體重反增者，可知多取食物，並不能全然消化，乃費貴重之生活力，而從事不生產之製糞也。食量雖減，而胃腸之活力盛，養分之攝取率反加高，豈不快哉！

五，通便　通便宜有規則，宜在朝時。有因廢止朝食而移於晝食或晚食後者，此則不宜，仍應於早晨按摩腹部，勉行朝時通便為佳。更可於朝起，食富於水分之果品（梨類），則極能催促通便也。

六，兼行腹力增進法　余本習靜坐法二十餘年，故此節早經嫻熟，與廢止朝食並行，更有大效。學者可觀後篇附錄，兼閱因是子靜坐法。

附錄：正呼吸腹力增進法

第一章　正呼吸法

第一節　呼吸法之目的及效果

呼吸作用，係動物生存之要件，與消化作用正同，抑且高出其上者也。吾人設一分或二分時間，斷絕呼吸，則立卽覺苦，可以證矣。蓋呼吸者，在使人身吸入空氣，毫無間斷，而供給養氣於血液，血液輸送之於他細胞，以維持其生存及活動。又一方面，因體中酸化作用，發生之有毒物（炭酸氣）可由呼吸排出，是可知呼吸作用，固吾人之生存上，片時所不可缺。而其方法之良不良、適不適，於吾人之增進健康及保持生命，極有重要之關係。今舉其關於健康長壽之方法如次。

一、正呼吸法，供給十分養氣於各細胞

善良之正呼吸法，卽使肺臟之主要部十分擴張動作，營正而且深之呼吸也。彼不正

之淺呼吸法，於身體各細胞生活上所需養氣，每有不足，以致作用不活潑，發達不充分。若正呼吸，則決然無之，故其增進心身健康之效果甚大。

二、正呼吸法者，維持肺臟之强健，以成健康長壽之基礎也

吾人生命之中樞，為肺臟及心臟，而肺臟為其根本，心臟可云枝葉。何則？血液係生命之基礎，其循環雖掌於心臟，然使此血液盡其任務者，肺臟也。卽血液由肺臟吸收養氣，使之清潔，以得完全能盡任務之資料，故可謂肺臟為吾人生命之第一中樞也。

此為生命中樞之肺臟，比於身體其他諸器官，甚為薄弱。倘不努力注意，維持其健康，則疾患侵之，有害調和，而健康長壽之基礎搖矣。其疾患中，尤以結核菌所侵為最多。然則維持肺臟之健康，將如何而可乎？其方法雖夥，如呼吸新鮮空氣及適度運動，皆為其方法之一。又或從消化器官取十分之營養素，或節制煙酒，或避過劇運動，或使精神和平而愉快，亦皆其方法之有效力者。然而最直接而效果最大之方法，乃正呼吸法也。正呼吸法，能使柔弱之肺臟强健，並得以維持保全其强健。蓋卽能使吾人生命之中樞，愈益强健，以立所謂不老長壽之基礎也。

三、正呼吸法能使心臟强健

吾人生命中樞，次要之心臟，亦由於正呼吸而能强健。蓋依此法呼吸，則使心臟十分擴張，血液之收容射出均能十分活動，愈益强健。其結果，使血液之循環良好，得以增進心身之健康也。

四、正呼吸法能使神經系統健全

正呼吸法者，供給富於養氣之清新血液，使其循環迅速而良好，於是與血液之良否多寡最有重大關係之神經系統，得以强健，頭腦得以明晰，當然之理也。

五、正呼吸法能使消化良好

正呼吸法者，能使橫隔膜增强，依序上下，故得令胃、肝、腸等腹部諸器官運動，以盡其作用。因是消化良好，營養素亦能十分吸收。勤行無間，則雖不別為運動等事，其食物亦能完全消化吸收矣。

以上正呼吸法之一般的效果也。其餘特殊及間接之效果，與生理上之理由，皆別為一節解說之。

第二節　正呼吸法

一、正呼吸法之要件

正呼吸法者，至少不可不備有左之要件。

第一，由於橫隔膜之上下運動而行之；　第二，從鼻孔以營呼吸；　第三，使肺臟之中部以下動作而營呼吸；　第四，呼吸須長而且深；　第五，呼吸須有定律。

（一）由於橫隔膜上下運動而運行之　適合於此條件之呼吸，謂之橫隔膜呼吸法，又曰腹式呼吸法。卽引橫隔膜於下方，而壓腹部，使膨脹於前方，以吸入空氣，由於腹力而呼出之之方法也。禪門之調息法，仙家之氣海丹田法，皆出乎此。又日本近時流行之二木式腹式呼吸法，藤田式調息法，岡田式呼吸法等，皆可視為橫隔膜呼吸法之一種。

凡人呼吸之方法有二：　一胸式呼吸法，一卽橫隔膜呼吸法。所謂胸式呼吸法者，由於胸部筋肉之動作，擴張之，縮小之，而行呼吸之方法也。茲當注意者，橫隔膜呼吸法，亦非絕對的不用胸式呼吸，而尚稍稍兼用之。胸式呼吸亦有二種：　一為伴合腹式之胸式呼吸法；　一則反是，唯僅出於胸部而已。最不正之呼吸法，卽此僅出於胸部者，所謂鎖骨式呼吸法，係以兩肩與鎖骨及肋骨上下動作呼吸者也。此呼吸法不正之理由，乃係由肺臟之上部與中部動作，不合正呼吸法第三要件。又其呼吸甚短淺，缺少第四要件。蓋此呼吸法所以不利於健康之證，第觀彼大病之人，或病後極衰弱之人，卽做此呼吸，可以明矣。反之，出於横隔膜呼吸法者，不但能完足第三、第四之要件，且其營呼吸時使用之筋力比於他呼吸法為少，故從生活力之節約上觀之，一生之間，有非常之利益，而可為長壽之基礎也。彼鎖骨式呼吸法，使用最大之勢力，而護最小之效果，實為空費生活力之呼吸法，轉為短命之因耳。是故，因横隔膜上下運動，而持續適當且秩序的按摩胃、肝、腸等腹部器官，俾是等器官，能完全盡其職務，而其結果，乃可以保吾人心身之健康與長壽焉。

（二）自鼻孔而營呼吸　呼吸常須由於鼻孔，決不可由口為之。爰舉生理上之理由如次：　（子）自鼻孔而營呼吸，則藉嗅覺能知空氣之良否清濁；　（丑）因鼻孔有微毛及黏液，能漉去空氣中之塵埃或細菌，變為清潔；　（寅）自鼻吸氣，則入於肺之空氣，能與以適當之溫度及溼氣，若寒冷之空氣直接吸引於肺中，則甚有害，多惹起感冒及肺炎，故吸引於肺之空氣必須有一定之溫度，自鼻吸入，則在通過鼻間時，已得略同血溫之溫暖，是以嚴寒之際，尤當注意，不可不自鼻而營呼吸；　（卯）以鼻呼吸，則輸養氣於近腦之由氏管，刺戟腦神經，而促其活動，使生活器官得以爽快；（辰）以鼻呼吸，則能為永長之息。

世人有以為，但能呼吸，則無論自鼻自口，皆無妨害者，其思想實謬甚。口者，非自然之呼吸道，故正呼吸法，不能不由自然呼吸之鼻而營之。彼開口呼吸之人，殆未明此中之意味歟。

（三）使肺臟之中部以下動作而營呼吸　呼吸方法頗多，有僅使肺臟之下部動作者，有使中部及下部同時動作者，有僅使上部及上部中部同時動作者。最不正者，卽僅使上部及上部中部動作之方法，所謂鎖骨式之呼吸法也。蓋人類之肺臟，上部卽肺尖部，發達不完全；下部卽肺葉部，最為發達者也。此蓋人類生活狀態，其肺尖部十分發達無甚必要，而使此自然薄弱之肺尖部為過多動作之呼吸法，顯係背自然之呼吸法，易引起疾病。如彼肺尖加答兒，亦多由是等原因而起。又萬一含有結核菌等之空氣，亦吸入於肺尖部，以本來薄弱者，而重以過勞，卽有為所寄生之恐。觀彼肺結核之發生，最初卽侵及肺尖部，可以明矣。反之，肺之下部，卽肺葉部，因極健全，故無論如何動作，不但決無疲勞之狀，反益能保持其強健。故曰：肺尖部呼吸者，背自然的呼吸；而肺葉部呼吸者，順自然的呼吸也。且此背自然的呼吸，以鎖骨式呼吸及由胸式之深呼吸而行之，故曰鎖骨式呼吸及由胸式之深呼吸為不正之呼吸法也。

正呼吸法者，使肺葉部及肺之中部動作而行之者也。如此呼吸法，以橫隔膜之動作為主，故亦曰橫隔膜呼吸法。

（四）呼吸須長而且深　淺而短促之呼吸，乃最不正之呼吸，故正呼吸不可不長而且深。禪門調息法，所謂不可不作長息者，以此。長息者，務安靜吸納空氣，暫支於肺中，而後細細安靜呼出之也。欲望健康及長壽者，非注意練習，而常行此正呼吸不可。又父母及教師，擔負養護兒女之任者，亦宜注意指導兒女，使練習此正呼吸法。

（五）呼吸須有定律　正呼吸法者，不可不為定律的。定律云者，呼出之時間數及吸入之時間數，常守一定之比例，而使此兩息之間，保有一定時之休息也。顧此時間之比例，由於呼吸法之練習程度、男女老幼之別，身體康健與否及身體大小之差別等而不能一定，要其保有一定之比例則同。卽一呼吸之間，務以長為貴是已。今示一例於左，以供參考。

吸入時間　五秒
保蓄時間　二秒
呼出時間　七秒
休　息　二秒
計　拾陸秒

次第練習而得妙境，則靜坐之際，一分時間有三次之呼吸足已。

二、正呼吸方法

正呼吸方法有二種：一，平常所行之常時呼吸法；一，一日中以定時及特殊之目的而行之定時呼吸法。

（一）常時呼吸法　常呼吸法者，日常自朝至晚所行之呼吸法也。故安坐、步行、勞動、平卧之時，皆宜常留意於此呼吸法。此方法，一言以蔽之曰：平靜之横隔膜呼吸法，即腹式呼吸法也。今揭示其要領於左。

閉口，自鼻安靜吸入空氣，十分充入肺臟之下部，引横隔膜於下方，而壓腹部，使膨脹於前方，如有充實其力於下腹部之感念，暫時支持，而保蓄其氣，後僅縮小上腹部，而以下腹部之力，留意壓出肺中之空氣，務必為靜細而長之呼出。再吸入之間，須稍與以休息。

此其方法，最初當然不良，然經二三日注意而練習之，卽得其要領矣。

（二）定時呼吸法　定時呼吸法者，使血液之循環良好，肺臟、心臟及胃腸等，皆臻健康，能得心身安寧及不老長壽之呼吸法也。又凡起因於血液不潔及其循環之諸疾病，此法能治療之。故此呼吸法與常時呼吸法並行，不但可獲一般的效果，卽特殊的效果亦可得而全獲焉。其簡單之要領如次。

閉口，自鼻安靜吸入空氣，十分充入肺臟之下部，引下橫隔膜，以壓腹部而膨脹於前方，次高舉胸之下部五六對肋骨於前上方，以擴張下胸部，充入空氣於肺臟之中部及下部，十分入力於下腹部，而暫時之間（二秒間）依舊支持以保蓄其氣，然後但縮小上腹部（所謂落心窩）以下腹之力，留意壓出肺中之空氣，務必細長呼出。既已，而後弛緩胸腹，暫時休息。

練習此方法，而得要領，卽能達腹力增進法之目的矣。

定時呼吸法，朝晨起床之時及夜間就寢前，宜各以數次行之。而在以下情形，則無論何時，皆可行之，其效果有可驚者焉。

（子）遇寒而使不罹於感冒時；（丑）正在罹於感冒之時；（寅）消化不良之時（在過食之時，至少非經過四時間，則不可行）；（卯）以勤學及其他事情而頭腦脹痛時；（辰）精神不和平之時；（巳）作事疲勞而缺乏活氣之時。

按　余習靜坐二十餘年，於調息一節，深得其奧。其要訣唯在呼吸深長，藉橫隔膜之上下動作，入力於下腹部，至呼息吸息時，胸部腹部或應收縮，或應膨脹，則一任其自然，未加注意。自余著因是子靜坐法時，乃採日人岡田氏正呼吸之說「吸息時胸部宜膨脹，下腹宜收縮；呼息時則反之」。此書出版後，學者多有拘泥此形式，而來質證者。今美島之正呼吸法，所言胸腹之漲縮，恰與岡田之說相反，而「一呼一吸之間，須稍休息」亦與岡田所說「一呼一吸時，中間決不可止息」之說不同。唯正呼吸，宜藉橫隔膜之動作，入力於下腹部，則凡言正呼吸者，無不云然。余故並存其說，學者須知藉橫隔膜動作入力於下腹部，乃正呼吸之要訣。至胸腹之或宜膨脹，或宜收縮，當一任其自然，慎勿泥於枝葉而遺其根本可也。

第三節　正呼吸法與疾病

正呼吸法，亦可謂為吾人生命之母。自古所傳健康長命之秘訣，多屬此法。例如佛家之坐禪法、調息法，道家之氣海丹田法，皆卽此法也。而正呼吸法之一般的效果，因已述於第一節，茲卽其關於諸種疾病特殊的效果，述之如下。

一、行正呼吸法，則罹逆上之症必少

正呼吸法，因入力於下腹部，故加壓力於多量停滯之血液，使之流入心臟，於是循環良好，惡血不凝滯，因而少起逆上之症。萬一起逆上病，則努力行定時呼吸法，卽足治愈之。

二、頭痛病可少

正呼吸法，使血液之循環良好，故能防止因惡血停滯之頭痛，又有治愈之。

三、罹感冒之症可少，且能治愈感冒

感冒者，多為血液循環之不良而起，故若有罹於感冒之虞，則努力為定時呼吸，卽能完全防止之。若萬一注意而罹此，則努力為定時呼吸，使全身快適温熱。至稍發汗，再續行之，卽足治療。苟有一次之經驗，則趣味有不可忘者矣。

四、行正呼吸法可治愈胃腸病

行正呼吸法，則腹部之血液循環良好，不但消化液之分泌旺盛，每一呼吸則橫隔膜下壓胃腸而按摩之，以助其運動，使消化作用良好。是以慢性胃加答兒及腸加答兒，皆受愉快之治愈，有意外之成績焉。

五、行正呼吸法，可治腦病、神經衰弱及歇斯的里等症，可以獲愈

血液循環良好，消化作用完全，而能十分吸收營養分，腎臟之排洩作用亦健全運動，腸之運動亦活潑，而能速排其中停滯之殘廢物。因此諸原因，而能使神經系統健全，則其所發之諸疾病自得治愈。是以男子因神經衰弱而發肝病，及女子因歇斯的里性而起嫉妬等病，亦能消滅於無形，而家庭得以圓滿。正呼吸法之利益，可謂大矣！

六、便秘症可愈

腸因每一呼吸，由橫隔膜按摩之，故其作用完全，而蠕動活潑，自然無便秘病。

七、肺結核可愈

營養佳良，血液之循環良好，而肺臟因以强健，則肺結核之治愈，乃自然之理。上所述外，其小者不勝枚舉，以無甚緊要，故語止於此。

第四節　呼吸法實行之注意事項

一、姿勢

當行正呼吸法，姿勢極為緊要，特在定時呼吸，尤宜注意。而呼吸法之姿勢，有以下三式，可因時地所宜，以己意擇而行之。

第一，直立式　直立，稍張兩足，鎮靜下腹部，放下腰部，齊兩掌之五指，橫置下腹部，放下兩肩，引顎以使頭正直，留意集身體之重心於下腹部（臍下丹田部）。但空氣自肺臟呼出之際，以掌納拇指於內部而握固之為宜。

第二，正坐式　盤足而坐，或以左股加於右膝之上，或以右股加於左膝之上，兩膝如八字分開，臀部用墊墊之，使略高，重心安定於臍下，置兩手於下腹部，放下兩肩等處，與直立式同樣。

第三，安坐式　此式卽通常之安坐也。但當注意者，兩足垂下宜放平，下股與上股宜成直角，腰宜直，臀部向後突出，使脊骨不曲。其餘之姿勢，與正坐式同樣。

二、時間

常時呼吸法，無論何時可行之。而定時呼吸法，則於前述之時以外，有必需注意者如次：（子）食後三時間以內不可行；（丑）過食之際，須食後經四時間而行之。

三、處所

定時呼吸法，必行於空氣清潔之處。如彼學校所行深呼吸，或在塵埃飛揚之處，使兒童行之，大為危險。且此普通所行之深呼吸法，因常為鎖骨式呼吸法所混，故更為危險，尤不可不注意。

在春夏時，以於日光射入之所行之為宜。

四、衣服

行定時呼吸法之時，必須寬着衣服，披衣於身，解去衣帶，使全身筋肉一無束縛為宜。在暑天則裸體行之，亦可。

第二章　腹力增進法

腹力增進法，以此正呼吸法為豫備。能理會正呼吸法之要領，自然能理會腹力增進法。迨發生以下之感念，即得其要領矣：（子）呼吸時，忘其出自肺臟，有若全以腹行之之感念；（丑）常有使力充滿全腹部之感念；（寅）有身體之重及力，總積集於下腹部之感念；（卯）有忘卻心窩之下有胃，而諸內臟器官咸集於下腹部之感念；（辰）音聲也，智識也，思考也，有皆出自下腹部之感念。

其餘欲以言詞說明，蓋不可能。唯純任自然而自得之耳。

腹力增進法之效果，可云由正呼吸法之效果積集而成，而心身之健康及不老長壽，從可得而期也。

附二 談談氣功治療法

蔣維喬 著

中醫雜誌編者原按 蔣維喬先生對於氣功療法（古名養生法）有多年研究，三十年前曾著有因是子靜坐法一書（商務印書館出版）。這篇文字是他在首都中醫研究院作報告的講稿。

甲、氣功療法歷史

（一）現在大家都稱「氣功」，其實這個名稱，並不妥當，不過已經通行，我也衹有從俗了。在古時叫「養生法」，黃帝內經中已有記載，稱精、氣、神是人身的三寶。神（似為人體神經系的功能）譬如火，精（似指精液）譬如水。普通的人，精水向下洩，神火往上炎，疾病乃生，耗盡卽死，謂之水火未濟。如果讓神向下，精向上，煉精化氣，煉氣化神，非但身體可致健康，且能延年益壽。

我國古代養生法流傳至老子而更為發揚。道德經中說：「虛其心，實其腹。」所謂虛心，就是神向下； 實腹，就是精向上。「綿綿若存，用之不勤」，含意卽練功時候，用呼吸的氣聯絡身和心，叫精氣神合而為一。綿綿不斷就是輕輕呼吸； 用之不勤就是呼吸要自然，不可使之緊張。此法由黃帝傳到老子，所以講養生的人總是黃老並稱。以後傳入道門為道家的修法。到東漢時，佛教傳入中國，也有養生法與道教並流，方法已有不少改進。然方法不盡一致。大致說來，道家以身心兼顧，稱「性命同修」； 佛家則以煉心為主，置身體於度外。

（二）氣功之派別。氣功的派別很多，在道家大約可分南北二派。北方以清淨無為為主，南方則有所謂「栽接」（指男女雙修，弄得不好有流弊，近於房中術）。佛教入中國後，有坐禪與參禪之別，又獨成一派。然不論什麽派，總以練習呼吸為根本。儒教在老子後，它主要講「正心、誠意、修身」，一般練功到最好時，就能達到「止、定、靜」。到宋朝則有周濂溪，邵康節，程灝、程頤兄弟，朱熹等，採取佛家的修禪法，融入儒家，創立理學。宋之陸象山與明之王陽明，又別創一派理學。歷史上稱程朱、陸王兩大派。

乙、氣功原理

分身、心兩方面來講。

（一）身的方面　分神經、骨骼、筋肉三個系統，和消化、循環、呼吸、泌尿四個系統。前三個系統，是人身的本部。人無論什麽思維、動作，均需要消耗熱與能。消耗時候使舊細胞分裂，必須賴新的細胞補充之，是謂新陳代謝。這種補充完全靠消化系統攝取食物變為滋養料，故吃東西時應細嚼緩嚥，不可狼吞虎噬。先以口涎（鹼性）消化之。這是第一步工作。食物入胃，次以胃酸（酸性）消化之。這是第二步工作。如果飲食得當，消化良好，養料變成血液，血液循環全身，一方面供給身體營養，另方面補充血液容量，循環良好，就不會生病。所以醫生診病時先切脈搏。身體中的動脈血是從心臟輸出，靜脈血回到心臟，血液是生命的根本。呼吸對於人的生活機能佔最重要地位，就是呼出二氧化碳，吸入氧氣，叫血液澄清。這是呼吸系統與循環系統密切關係。就以上所述，可見呼吸十分重要。但人們多不知道，總認為飲食可以維持生命。其實七天不飲不食也不會致死，倘閉塞口鼻，恐怕不到一刻就會死亡。故呼吸比飲食重要得多。

（二）心的方面　過去人們以為別有「心」「靈」與身對立，實則心是指大腦皮質。大腦統攝內外一切環境，對環境起反射作用，就是思維，調節反射作用，有興奮與抑制二種。神經衰弱，就是因大腦興奮過度所致。氣功治療就是維護抑制性，使大腦得到充分休息，神經系統機能得以調正。如是則外而肢體，內而臟腑，就自然活動平衡。

丙、氣功的方式

分身、心兩方面來講。

（一）身的方面　坐式：　雙盤膝、單盤膝、自然盤膝、平坐。臥式：　仰臥、右側臥、左側臥。

雙盤膝：　先以左腿加在右股上，再以右腿加在左股上，兩足掌朝上，兩膝蓋緊着坐褥。這式最為穩定，上身不能動搖。然年齡稍大的人，不易做到。

單盤膝：　僅以左腿加在右股上卽可。這式比較容易。然左膝蓋落空不能着褥，入坐後上身要向右欹斜。若徐徐矯正，效果與雙盤相同。

自然盤膝：　這是把左右兩腿都向下盤，兩膝蓋皆落空不能着褥，入坐後上身不是向右斜就向左斜。若能留心徐徐矯正，效果亦同。

平坐：　這式最容易，就是通常的坐法。兩足下垂，坐在櫈上，兩脚擺開，略與肩齊，兩股與兩腿保持九十度直角。

仰卧：　頭部適當墊高，全身仰上，兩手垂直安置臀部旁邊。

右側卧：　右手曲置頭右邊，右足伸而略曲，左足曲置右股上，左手掌覆於臀部上。

左側卧：　與右側卧相反而形式相同。

以上姿式可依舒適來採用。依我的經驗，右側卧較好，然不必機械規定，自己可靈活運用，總以舒適與否為標準。

(二)心的方面　就是要排除雜念。可用數息法，反復從一數到十，如中間思想開小差，再從頭數，這樣一呼一吸謂一息。數時是默數。經數月後，如精神已能集中，可以不數，用意思隨息，練到心隨於息，息也隨於心，心息相依，綿綿密密。到一定程度，即可進入到止息。把一個心若有意、若無意，止於丹田，這就叫止息。然後進而觀息。於定心中返觀微細出入的息如空中風了無實在，這叫觀息。再進一步換還息。此時呼吸完全不用意識，到返本還原的境界，叫還息。最後達到淨息。一心清淨，不去觀呼吸，入於浪靜波平狀態。呼吸之「數」「隨」「止」「觀」「還」「淨」，是氣功的六妙法門。

丁、呼吸的練習

呼吸分喉頭、胸式、腹式、體呼吸四種。喉頭較淺，是最差的呼吸法。胸式呼吸他能充分發揮吸氧吐碳的作用，以澄清血液，但在生理上不起變化。腹式呼吸能使生理上起一定變化，其道理是從根本上下手。我們都曉得，草木有根本，要用水及肥料培壅之。人的根本在哪裏？多數都不知道。實則「臍」乃人之根本。胎兒在母腹中，借臍帶連於胞衣與母體呼吸相通，一出母胎就用鼻來呼吸。我們的腹式呼吸就是回到嬰兒地位（名胎息）。練功到一定功夫，小腹發熱，有時沸燙，有時會搖動。這不必驚慌，祇要用意思引導它上升尾閭關，再上至夾脊關，再通過玉枕關，盤旋頭頂，從顏面而下從胸達腹。如此，則每入坐，這股氣就前後流轉。從尾閭到上唇謂之督脈，從下唇到會陰謂之任脈。在母胎時，任督脈是通的，一出母胎，上斷於口，下斷於肛門。氣功就是返到胎兒任督二脈相通。此二脈一通，百病可以消除。

以上所說呼吸都是用鼻。若要治病，還可用口呼吸的六字訣。呵，心臟；呼，胃；呬，肺；噓，肝；嘻，三焦；吹，腎。如有心痛症，可常念「呵」字，胃病可常念「呼」字，以下類推。

戊、氣功的療效

練功後生理上起變化如下。熱，丹田發熱，有時沸燙，及有微動，也有劇烈震動，漸漸地自然可得到通三關（尾閭關、夾脊關、玉枕關）的功效。練功至相當程度時（約三個月），一股熱氣即衝出尾閭，其力甚大，這股熱氣就通這關。後隨即到夾脊關。兩關一通，百病已能消除。倘有耐心練功不間斷，再經半年，衝開玉枕關。這樣一股熱氣從後上轉，盤旋頭頂而下，由顏面至鼻，分二路而下，至喉嚨會合，由胸下至丹田。此時任督二脈已通，乃由後至前，循環流轉，在練功時有明顯的感覺。且不但練功如此，有時在工作時也有此現象。有此現象時，應該暫停工作一會兒，聽其流轉，不久自停（約祇一兩分鐘），即再繼續工作。除此二脈外，還有帶脈（腰），練到一定程度時，它會依腰圍而旋轉。譬如左轉三十六，右亦必轉三十六，很有規律。還有，衝脈起於臍下，略與任脈並行，至胸間會合任督二脈，散布全身。尚有陰蹻、陽蹻、陰維、陽維。古稱奇經八脈。這八脈平常人閉而不通，祇有練功的人能打通之。待八脈全通，卽四通八達，全身氣血，流行無滯，疾病就無從發生。

氣功療法是一本源療法，也是整體療法。所以練功後，可消滅疾病，尤其是慢性病。除非外症急症必須動手術外，一般醫學上不能治療的慢性病，如神經衰弱、心臟病、高血壓、失眠、胃潰瘍、十二指腸潰瘍、胃下垂、子宮下垂等，都可以治愈。

又最普遍的遺精病，必須清心寡慾以治其本，再用以下幾種方法來進行治療：㈠犯遺精多是後半夜，若病情嚴重的，後半夜不要睡，到明日午睡時可補足睡眠；㈡在後半夜睡不着時可起而靜坐，若陽舉，可內視龜頭，自會平下；㈢摩擦丹田，用左手托住陰囊，右手擦丹田八十一次，然後換手，用右手托住陰囊，左手擦丹田，古書記載「一擦一兜，左右換手，九九之數，眞陽不走」。

坐式、卧式的應用：神經衰弱、心臟病、高血壓用坐式，胃下垂、胃潰瘍、子宮下垂可用卧式，失眠兼用二式。但可靈活運用，不必機械規定。

練功時注意點：㈠要心平氣和，決不可生氣；㈡不要求速效，不可性急，呼吸不能用力，處於自然狀態，用力必致氣往上衝，頭頸部有壓重感、胸悶、腹痛等症象；㈢容易發火，與環境大有關係，唯有心平氣和，冷靜客觀，方不受環境之支配；㈣節慾，「飲食男女，人之大慾存焉」，故必有節，初練功時最少亦要斷絕性交一百天，以後亦須有節。

己、我的經驗

我從小體弱多病，十二歲起卽患頭暈、心跳、耳鳴、目眩、盜汗等許許多多的病症。十七歲夏天起，午後發熱到天明始退，身出大汗，醫家稱為潮熱。整整一年，到十八歲夏天方止。其時家中有醫方集解一書，它的第六卷內有養生之法（卽現在所稱的氣功），大概說癆病乃醫藥所不能治，唯有靜養。因列舉道家大小周天之術。我就依照這法練習，很見功效。但沒有恒心，病好一些卽不練，病來時又繼續練習。至廿八歲時患嚴重的肺結核，咳嗽咯血甚劇，始下決心屏除一切，隔絕妻孥，在一間靜室專心練功。每天子午卯酉，練習四次，從不間斷。至八十五天，卽先通尾閭及夾脊兩關（詳見上文）。兩關一通，就彷彿另外換了一個身體，頭也不暈了，心也不跳了，耳也不鳴了，目也不眩了，也不盜汗，也不發熱，咳嗽吐血也完全停止，不但馬上百病若失，而且體力增强。從前足軟無力，走不到半里路就不勝其疲，而兩關通後，依照書上所講，須在早晨向東迎日而行，吸太陽精華（其實就是得陽光空氣）。所以清晨練功後，卽刻出外散步，一下子走十幾里，也毫不覺得疲乏。

再半年光景，又通了玉枕關，熱氣乃盤旋頭頂，旋下至顏面，至鼻口分兩路而下，至喉頭就合而為一，再由胸下至丹田。這時任督二脈全通，由後至前循環不已。許多年來，除偶患外症外，從不生病。其後又通了帶脈、衝脈以及陰蹻、陽蹻、陰維、陽維。所謂奇經八脈，上文也已詳細說過。

我今年已八十四歲，保持健康，終年無病。我生平最喜歡春秋出遊，足跡到過十幾個行省，五嶽遊過四嶽，祇有中嶽嵩山未去，四大名山也祇有峨嵋山未去。記得六十歲時上西嶽華山，山中最險峻的地方，同遊者均望而生畏，我則遍遊五峰，履險如夷。一天走山路六七十里，接連走了六七天，一些都不覺得什麼。又此諸位同志，多數因工作緊張，患神經衰弱、高血壓等慢性病，倘能專心一志，很安靜自然的學習氣功，持之以恒，必有成效。**呼吸切不可用力，練功不可急躁求速效，最為緊要。**我自照這個樣子練了近六十年，從不間斷，自然能得到卻病延年的效果。所以，在這兒把我經驗略述大概，供諸位同志參考。

蒲團子按　本文原發表於中醫雜誌一九五六年第十號。

存眞書齋仙道經典文庫（即出書目）

李涵虛仙道集 蒲團子 編訂

太上十三經註解（純陽宫藏板，最完整本）

無根樹二註 道竅談 三車秘旨

女子道學小叢書 陳攖寧 訂 蒲團子 輯

坤寧妙經 女功正法 女丹十則

男女丹工異同辨 女丹詩集

附：旁門小術錄 陳攖寧佛學論著拾遺

通一齋四種 方内散人 著 蒲團子 編訂

三教宗旨 南北合參 道情十詠 閒情雜著

稀見丹經初編 蒲團子 編訂

修身正印（孫碧雲） 玉符直指註釋

地仙玄門秘訣 性命要旨（汪東亭）

教外別傳（汪東亭） 養性編（柯懷經）

玄談集（節選）（徐海印）

因是子靜坐法四種 因是子 著 蒲團子 輯

因是子靜坐法 因是子靜坐法續編

因是子靜坐衛生實驗談

中國的呼吸習靜養生法 附：廢止朝食論

關尹子九篇 陳抱一 註 蒲團子 輯

上陽子仙道集 陳致虛 著 蒲團子 輯

金丹大要 周易參同契分章注 悟真篇三注

太上洞玄靈寳無量度人上品妙經 附仙佛同源